Food
Is Your
Best Medicine

食物是
最好的醫藥

Henry G. Bieler, M.D. 著　　梁惠明 譯

目　錄

第三篇　疾病來襲

編按

本書為畢勒醫師1965年的著作，對所述疾病的資訊為當時的知識與見解，時至今日，醫學已有更新的發現與進展，因此，若有任何問題宜與主治醫師討論。然而畢勒醫師所強調的日常飲食對健康的重要性，以及不當飲食可能導致疾病的概念，仍然值得大眾深思。

亨利・畢勒醫師──我的養生啟蒙者

癌症關懷基金會董事長　陳月卿

　　28年前，我先生被檢查出肝臟上有一顆好大的腫瘤，雖然經開刀切除，而且主刀的榮總外科主任雷永耀醫師說：「切得很乾淨。」但我依然非常擔心，因為復發和轉移的比例高得嚇人。

　　在徬徨無助的時候，我的姒娌彭鳳至拿了一本從朋友處借來的書讓我看，我一翻閱立刻如獲至寶，那本書就是亨利・畢勒醫師的《食物是最好的醫藥》，這是我踏上養生之旅的第一本啟蒙書，也是我那段時間的葵花寶典。

　　亨利・畢勒醫師引用2500年前西方醫聖希波克拉底的名言「你的食物就是你的良藥」，立刻打動了我。雖然中醫也有藥食同源的說法，不過正如亨利・畢勒醫師在書中指出的，「活在抗生素、特效藥充斥的時代，人們往往誤把藥物當作健康的創造者，連醫生也已經忘記古老的醫學真理：大自然治病，醫生的工作是幫助這個治療者。」在當時西方醫療占絕對優勢的台灣，這段話由身為醫師的他說出來，更具有說服力。尤其，他在書中提出的三項結論之一，細菌不是主要的致病原，而是

因為飲食、生活習慣不當，導致身體產生毒血症引起的，給了我很大的啓發，再加上書中許多病患的親身例證，讓我立刻迫不急待隨著閱讀展開我家的飲食革命，列出飲食宜忌，並開始洗手作羹湯，不僅見證食物帶來的康復力量，也從此和食物談了一場無止境的戀愛，帶來另一段多采多姿的人生。

　　我感謝遠流在30年前出版這本書，更感謝把這本書借給我的彭鳳至和她的朋友，讓我在最茫然的時候找到了恢復健康的第一把鑰匙——食物，然後一發不可收拾的對食物深深著迷，一路鑽研下去，想找出最簡單有效可以每天實踐的健康飲食方法，不僅重建自己和先生的健康，也幫助很多人走上健康之路。現在更在癌症關懷基金會與許多學者專家整合出一套有效提升癌存者健康的飲食照顧方案，幫助更多癌友學會自我飲食照顧。回想起這段神奇的旅程，讓我深深感佩知識、思想、觀念的力量，但最終要贏回健康還是要靠自我實踐。

　　這本書是在1965年出版的。我很佩服亨利・畢勒醫師在50多年前就提出不當飲食導致的長期慢性發炎是我們生病和老化的原因，現在科學研究提出了更多的佐證，包括癌症也是一種極致的發炎。但是畢竟相隔半個世紀，醫學有更多的進展和發現，如果能將書中一些舊的資訊加以更新或加上註解，相信閱讀會更容易，也更能嘉惠讀者。

校閱者的話 蕭裕源醫師

　　乍看之下，這書像是在開醫藥科學的倒車，大有向我國草藥郎中看齊之勢。闡揚的是醫藥觀念的復古，用的是青菜生乳。當醫學界天天在努力創造新的抗生素以控制病茵感染時，作者卻大膽反對支配醫學界已久的巴斯德細菌理論。癌症是當今人類的頭號敵人，現代醫學想盡辦法用刀切、用放射性元素照射、用化學藥品控制；而作者用的仍是菜湯、酵母等等，你願意相信嗎？

　　科學界，尤其是醫學界，往往最不容易接受新的事物。一個觀念，一個理想，要不是經過週密地求證，並且白紙黑字地印刷出來，在重要的學術期刊上發表，絕不會有人相信或同意。而一位像作者這樣的醫師，處身在抗生素和特效藥的時代裡，敢在病患面前闡述他不藉藥物的自然療法，吃什麼菜汁，熬什麼根湯；或者禁止吃些什麼食物就可以治好長年痼疾，甚至癌症，其勇氣已經教人欽佩了。事實上，他並不完全排除時下的治療方式，或者引用什麼祖傳祕方，他接受科學的檢驗和診斷方式，只在治病的觀念上，藉重自然的無上法力而已。姑不論作者的意念正確與否，是否經得起時代的考驗，是否太偏執、太主觀？只要他提出證據，也有病例可考，那就可以著書

立說成為一家之言了。

　　這本書的出現，可能改變許多人對健康的意義和疾病、醫學、食物的固有觀念。讀者可能會將信將疑，甚或嗤之以鼻；但它將或多或少會影響你。至少，這本書提醒了一個古老的養生觀念，對於過分倚賴醫藥的現代人無疑的是有益的忠告。

致讀者

　　身為執業五十餘年的醫師，在導致和治療疾病方面我獲得了三個基本的結論。本書就是關於這些結論。

　　第一個結論是：細菌不是主要的致病源。我更傾向於相信疾病是源於毒血症（toxemia），是它引發了細胞損傷和崩潰，進而為細菌激增和猛襲鋪好路。

　　我的第二個結論是：幾乎所有的個案都顯示以藥品為病患做治療是有害的。藥品經常引發嚴重的副作用，有時甚至導致新的疾病。儘管藥品能提供給病患的令人半信半疑的好處最多只是短暫的，每年在市場上，由各家化學大廠的各色化合物催生的藥品依然呈幾何式增加。醫師是真正能全然覺察所有這些藥品可能引發的潛在副作用的少數人之一。

　　藉由恰當的使用正確的食物可以治癒疾病，是我的第三個結論。這種聽起來簡單到好像騙人的治療方式，是我在非常深入的研究一個高度複雜的主題──膠體（colloid）及內分泌化學──之後千辛萬苦取得的。

　　我的結論建築在多年來成功的治療病患所蒐集到的實驗和觀察結果的基礎上。在某些緊急狀態下，我會偶一為之的求助於藥物，但這種情況非常少見；相反的，我會思考如何運用存

在於大自然中任我們取用的解藥，爲我的病患開處方。

　　本書處理的議題，正是我心目中最好的食物和最好的醫藥。

前言　大自然是最偉大的治療者

　　本世紀初期，當我還是一名醫學院學生時，營養的研究是膚淺的；即使到現在，大部份醫師對營養科學的真正進展，還陌生得令人哀痛。在我事業生涯的早期，身為一名年輕醫師，我卻因工作過勞而健康崩潰，我開始懷疑健康和適當進食習慣的密切關係。我是個好奇的人，當我沿著新的途徑深入研究食品化學時，得到一個結論：個人一定要從此僅依賴食物做為我的醫藥，而放棄服用藥品。不需多久，經過重複證實，我也決定摒棄以藥物治療病患。

　　當時同事以為我瘋了，但時間只有更增強我的信念。

　　今天我們不但是活在原子時代，也活在抗生素時代；但不幸的，這也是藥品的黑暗時期。在這年代裡，每當面對病患時，我的很多同事就得查詢一本堪與曼哈頓電話簿一比厚薄的書；此書列有千萬種用以減輕病體痛苦病徵的藥品名稱。然後醫師才決定，是開粉紅色、紫色還是藍色藥丸的處方給病患。

　　我個人認為，這並不是行醫之道。

　　有不少新的「特效藥」誇大宣傳問世，等到發現它可置人於死地時，就悄悄地拋棄它；而用更新、更強而有力的藥品取代，宣稱可治人類百病。

　　我摒棄採用藥品，部份是因為我開始重審一個古老的醫學真理——大自然利用體內的自然抵抗力做真正的治療。在正常的情況下，如果給予機會，大自然常常是最偉大的治療者。醫師的工作是要幫助此治療者，與大自然的力量合作，要扮演一個支持者而不是表演者。大自然治病並不是如麥迪遜大道般「更快覺得更好」，而是需要時間，慢慢地，好像一棵樹的成長一樣，每天只增長一些。大自然決不會迅速地令一名病患或病獸站起來；她要求一個緩慢而有規律的康復。病獸拒絕進食而去休息或睡覺，直至大自然治好牠們為止；那麼，只要給予大自然機會，為什麼不可以預期她對病患能做出同樣的事呢？

　　因為我深信此道理，因此反對醫師以強力而有毒的藥品去填塞疲憊的病患，再被迫「以藥救藥」（remedy the remedy）。反之，我令病患「齋戒」，只服用簡單的菜湯或稀果汁，使疲憊的體內官能有機會排洩廢物，發揮自我治療能力。

　　你可以說我有「爭議性」，我的目標是要推倒崇高的路易士‧巴斯德（Louis Pasteur）的寶座。多年的實驗室試驗和觀察告訴我細菌不會引起疾病，它們只是與疾病共存。它們存在於每個病體中，但是因為生病的人功能有所障礙，所以細菌才能夠繁殖滋長。

　　在醫學的科學領域中，每一個新觀念的發展都開闢了一條新路，通往有待探討的新區域。拋棄藥物的應用和疾病的細菌理論，我打開了一條探討排除滯留體內廢物的途徑。概括而言，我的意見是：不適當的食物可以引起疾病，適當的食物卻

可以治病。爲了支持這個理論，我曾經反對（有時甚且非常強烈地反對）有系統的傳統藥物。

在尋求更多方法排除毒素時，我在美國及歐洲開始循著原路線研究如何利用內分泌，特別是肝、腎上腺、甲狀腺和腦下垂體。醫學上的好奇心指引著我研究各種刺激性食物和非食物（如鹽）對人體的傷害。

一般美國人偏好的甜甜圈、咖啡、芥末熱狗、冰淇淋、煎肉、炸薯條、各式派餅，和正餐間的甜點、可樂飲料、糖果、下午茶（咖啡）、綜合維生素丸和阿斯匹靈等，均不能帶來健康，也不能造出純正膽固醇。在膽固醇還未成爲一個家喻戶曉的名詞前，我已經對它在身體內所扮演的角色很感興趣。在此書中，你會看到對膽固醇問題的獨特探討，和如何製造一種在動脈裡很耐用的純正膽固醇（pure cholesterol）。

你將在書中發現哪些食物是有益的，哪些是有害的；以及人體在健康時和生病時的反應如何。你會知道雖然有進食和不進食的建議（因爲什麼時候不該吃，常常比該吃什麼更爲重要），可是並沒有一種飲食可以治癒你所有的病。

四歲時的某一天，我在俄亥俄州的辛辛那提對父母宣佈將來要做一名醫師。現在我已經做了五十多年的醫師——是執業家庭醫師（general practitioner）而不是專科醫師。我治療過電影明星和礦工，政客和專業人才，農夫和上流社會的貴婦，我也給世界帶來上千的健康嬰兒，包括我的兒子和孫兒。十年前，我覺得我可以退休而獻身於自己的嗜好了——音樂、閱讀、雕刻、爬山和研究野生動物，所以我關閉了在帕沙第納的

醫務所，在一座俯瞰暖和的太平洋的高山上，蓋了一間寬敞有落地窗的房子。然而一週七天總有許多或遠或近，甚至從海外來的病患川流不息地找我，他們要知道有什麼適當的食物可以治癒他們的疾病。如果我能夠幫助他們回復健康，我會得到很好的報酬，因為在治療期間，我已不單是一名顧問，還成了他們的朋友。

‖第一篇‖
神奇的人體

一般人都以為藥物是健康的創造者，而忽略了真正健康的獲得與疾病的預防是可以經由人類最珍貴的原始本能——身體的自我治療能力——來勝任。由另一觀點看疾病，可以知道疾病其實是保護人體的一種方法，它也是在為健康而戰，提醒我們要多休息，以有助病體的治療。

健康不是與生俱來的，要獲得健康便要遵守自然律，如果我們破壞它們，便會百病叢生而賠上健康。

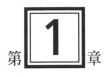

第 1 章
治療比疾病本身更糟糕

靠藥物生存是可怖的生存。

——卡爾·林奈 (Carl Linnaeus)

在美國五萬六千間藥店內的某一間,一位穿白衣的藥劑師
每秒鐘配製十八項處方,這些粉紅色、紫色、黃色、白色
和綠色的藥丸、膠囊、錠劑及針劑的總值每年達十億美
元。

——瑪格麗特·克拉克 (Marguerite Clark)

日常的食物就是最好的醫藥

2500年前在古希臘的科斯島上,一位滿面鬍鬚的醫學教
師希波克拉底 (Hippocrates) 坐在山邊一棵亞洲篠懸木的樹蔭
裡,以他最簡扼而精確的格言「你的食物就是你的醫藥」訓誨
圍繞在他身邊的醫學生。

　　直至今天，還沒有人能比他更生動地告訴我們生存之道。

　　職業醫師強調他們會努力趕上「醫聖」希波克拉底，事實
上他們在開業前即需要宣讀希波克拉底誓詞──一個具有高尚
道德標準的崇高演說。然而今天全世界每一個大城市裡有千千
萬萬細菌學家、製藥研究員和化學家，坐在光亮的白色實驗室
內獻身研究，忙碌地為每一種已知的疾病製造神奇的合成萬靈
藥。不同於受人尊敬的希波克拉底，他們的口號是：「你的救
命丹就是我們最新發明的藥。」

　　不管科技知識多進步，不管人們花費了幾百萬的金錢在醫
學研究計劃上，人類仍然生病及死亡。醫院和精神病院擠滿了
病患與絕望的人；在美國──歷史上食物最富足及生活水準最
高的國家──一個真正健康的人真如海底撈針一樣罕見。二次
世界大戰時，雖然採取極低的體格標準，仍然有大約40%的美
國青年被認為不適合服兵役。過去十年內兵役的體格標準已經
降低三次，由此可見我們是世界上最富有的國家，同時也是較
不健康的國家。

　　為什麼會如此？

　　將來又會如何演變？

　　我們對癌症、高血壓、心臟病，其實是對所有惡疾不斷增
加的評估感到憂慮異常。

　　當然，新的藥物和技術正在向這些「殺手」挑戰。有些
的確成功了，但某一家大藥品實驗室的副總裁費尼士‧湯普
森（Furness Thompson）承認：「失敗常是我們最重要的產
品。」如果真的沒有一種藥物是無害的，那麼這些有危險性的

藥品所能引起的反應關係重大，因爲這些反應也許會影響深遠。另一個用藥的不良後果，可能是成癮。外行人用別人服用的藥治療自己，後果眞是不堪設想。

藥房的藥瓶中買不到健康

病患從報上讀到某種「神藥」問世，會蜂擁至診所，要求醫師用這些藥加速治療。結果只是愈來愈發現副作用的嚴重，反而平添更多的疾病。他們尋求救助，卻爲身體造成更悲慘的傷害。雖然花費了數萬元作臨床試驗，但是對這些極爲危險的藥物的作用與效果所做的研究仍然極爲幼稚。一旦一種新藥千呼萬喚而出，往往就以好萊塢式的吹捧奉爲深具潛力的生命救星，但是六個月後它卻像凶器般被悄悄的收回了。如果病患知道他們向醫師需索的新「神藥」是需要數月或數年的辛勞工作，才能確定它的價值，那麼，他們仍會那麼渴望當實驗品嗎？

不幸的是，憂慮的美國人，受到電視和報紙的商業化藥物廣告的影響，認爲健康是可以從藥房的藥瓶中買來的。他們忘記了或根本不知道，只有遵奉明確的自然律才能找尋到健康。

這樣的例子很多。每個人聽到歐洲鎭靜劑沙利寶邁（Thalidomide）動人的標題後，便會毫不防範地服用它，可是它能使在懷孕初期孕婦產下殘肢怪嬰的不幸後果，卻使人震驚。

那麼，爲什麼有這麼多的歐洲和美國婦女服用沙利寶邁病故呢？爲什麼那麼多的孕婦將它分贈給期待服用這種藥物的

朋友呢？因為它可解除那些自然症狀。當婦女懷孕時，大自然為了找尋一個較為潔淨的化學場地孕育嬰兒，需要費力地消除母親體內聚積的毒物，子宮無可避免地要成為發育中嬰兒的容器，它就突然從一個可排除毒素的器官轉變為一個不能排經的器官。

我的研究指出母體為了方便清潔工作，要由肝臟排出大量體內的血毒，而形成刺激性膽汁。所有可歸類為妊娠毒血症（toxemia of pregnancy）的不良反應如噁心、嘔吐、疲倦、緊張、消化不良、頭痛等均在此期間表現出來。很多受苦的婦女以沙利竇邁為治療這些痛苦的聖藥。只是為了麻木懷孕初期的痛苦症狀，卻得到如此的懲罰，這是多麼悲慘啊！

當一窩蜂地研製一種新藥時，也同時引起廣泛的傷害。鎮靜劑和腎上腺皮質素（corticoid）就是重要的例子。例如不大為人所知的有「魚肝油狂熱」（cod liver oil therapy）；幸好，此熱度逐漸冷卻了。海豚、鱈魚、大比目魚和鯊魚的肝被細心的提煉、清潔、漂白和滾沸，直至它們失去原來的面貌為止。你不禁要懷疑在用一桶桶的魚肝油治療軟骨病的過程中，究竟會製造出多少新的疾病來。

這些年來，我雖然接生了千百個嬰兒（包括我自己的兒孫在內），但從來沒有用過魚肝油，嬰兒都發育得很健康。他們只服用未經精製的牛奶和糖，出生六個多月後再加入水果和蔬菜。

小法蘭西斯・布登傑（Francis F. Pottenger, Jr.）醫師的實驗和觀察推翻了魚肝油理論（我會在其他相關的地方談到更多

有關他的不朽工作）。布登傑醫師在證明熟肉的營養對肉食動物來說是完全不夠的實驗中，發現他用以實驗的貓很快就得軟骨病。於是採用一般方法治療，逐漸增加魚肝油的份量，直至病貓腹瀉為止。不幸的，軟骨病仍然存在，而且產生新的併發症──消化不良。魚肝油不但擾亂了消化系統和肝臟的化學作用，也使身體其他重要的器官如甲狀腺、心臟和肝受到傷害或退化。可是如今還是有很多母親，善意地把這些難吃的油填進她們嬰孩的咽喉裡。

萬靈丹是後遺症的元凶

證實藥品有害的實驗報告很多，但是大家對剛從實驗室出爐的新藥興趣太濃厚了，所以都成為報紙和雜誌的頭條新聞。當每週的新聞雜誌以轟動的態度，對此一實驗性「神藥」作驚人的報導後，醫師就可以肯定，病患必將於次日湧來索取此藥。

其中一種很轟動的藥物，就是著名的盤尼西林（penicillin）。每個人都知道盤尼西林是治療葡萄球菌或其他細菌感染最具強效和最有價值的藥物；但是如果隨便用於發燒和呼吸道感染，它可能會引起有高度危險的過敏反應。《洛杉磯時報》（*Los Angeles Times*）曾報導一位22歲的母親，在注射盤尼西林二十分鐘後喪命。她為了預防感冒而注射盤尼西林，雖然以前注射過多次都沒有不良反應，這次卻由於過敏反應而致死。

　　抗生素的名單不斷地增加，如果遭醫師濫用，就會產生很大的危險。有些人在服用多次後便對抗生素很敏感，這是因為抗生素的大分子，迅速地與蛋白質結合成抗原，然後形成體內的抗體。當再注射時，盤尼西林與體內的抗體接觸，慘劇便會發生。對藥物敏感的人會有過敏的現象，有些只是輕微的皮膚疹，但也有因過敏休克而暴斃。醫學史上列有上百個因為注射盤尼西林而死亡的例子，有一名婦女扭傷腳趾，一如過去對所有小病的處理方式，她欣然接受盤尼西林的注射，但這次沒能活著離開診所。

　　在我自己的檔案中，就有兩個因為醫師使用盤尼西林不當而產生不良結果的例子。一名健康情況良好的36歲婦人得了傷風及頭痛，雖然只有輕微的病徵而且沒有發燒，卻被注射了盤尼西林，注射後頭痛反而加重；第二天再次注射，更使頭痛劇增。過度刺激的結果，使腦下垂體增大而壓迫到脆弱的視神經，終於導致永久性失明。盤尼西林是一種具有毒性的藥物，可能會引起腦下垂體過份腫大而造成壓迫性失明。它的毒性太強了，不管藥物學家如何努力設法，它還是會在注射後數秒鐘即為腎臟所排斥。盤尼西林因為驅策內分泌腺過度活動而常有神奇效果，但在以上例子，它過度刺激腦下垂體卻帶來了悲劇。

　　第二個例子是一對健康良好的年輕男女，他們計劃結婚，在婚禮前新娘感染了輕微的傷風。醫師為她注射盤尼西林，隨後就得了急性陰道炎（紅、腫、痛），而且延續數年，以致妨礙了性生活。

　　我發覺盤尼西林的主要治療價值，是可以刺激內分泌腺的加速活動。通常是腎上腺首先反應，如果它夠強壯和健旺，就會釋出它們的分泌物滲入血液中，造成劇烈的過度氧化作用而提高抵抗力，所以發燒、疼痛及其他困擾的併發症才神奇的消失。但是當每一腺體驅策腎上腺的能力減弱後，再繼續治療，它們終會力竭的。

　　萊登大學（University of Leyden）的一位年老而睿智的醫科教師哈曼・波爾哈夫（Hermann Boerhaave）說：「非自然的治療會使充斥於我們體內的體液出現缺陷。」只可惜他生於1668年，要不然他或許可以好好地解釋有時因使用盤尼西林所引起的輕微到嚴重的反應。為了減輕或治療這些反應，藥學家又發展另一種藥——這就是我們以毒攻毒的一種典型例子。

　　了解到隱伏兩種刺激物在沒有防備的人體內會引起多少後患時，我們才知道有多可怕。既然所有導入體內的藥品都能產生壞與好兩種反應，那麼限制它們的使用是否不合理呢？最少有一個毛病要嚴格限制使用這類神奇的藥——尤其是盤尼西林——那就是普通的感冒。盤尼西林對感冒沒有治療效果，卻有數以百萬計未經透露的成人和小孩，在感冒時以此無用的藥作皮下注射，於是身體便要驅逐兩個敵人：感冒和有毒性的藥。如果這就是唯一錯用盤尼西林的惡果，那麼傷害還不算太大；可是它會產生醫師肉眼察看不到的不良藥物反應的威脅，它可以傷害肝臟、眼睛、腎臟或循環系統，這些損壞可能要過許多年以後才會出現。

　　最悲慘的是每年有那麼多人死於盤尼西林過敏。科學家

相信，平均每十個人就有一個，因為接觸了含有盤尼西林的食物、化妝品和藥品而變得對它敏感，以致永不可能再使用它。盤尼西林失去它的良好功用是一大悲劇；我們難道還不應該禁止使用這種強力藥物治療像傷風感冒這種小毛病嗎？美國人是否也應該擺脫掉抗生素是萬靈丹的神話呢？一如這種例子，吞服維生素丸的狂熱風氣也應該停止，人們以為它可以返老還童，其實只是徒然填滿製藥者的口袋而已。

「有些藥比疾病更毒」

醫師辦公室成為堆積如山的藥物貯藏室，差不多有兩萬名早期叫做「藥販」如今稱為「業務代表」的人贈發免費樣品。你或許會抗議，醫師辦公室並不是研究新藥效能的地方，藥效在醫師用之於病患前早該釐定好了。因為這些藥品是由藥廠分送，做為免費宣傳之用，美國人遂遭遇到前所未有的大量含有副作用的特效藥。因此一個人在服用新藥時，要求知道自己是否成為非志願的實驗品並不為過。但是這種權利在沙利竇邁慘劇中卻橫遭褫奪。

無可諱言，藥品治療疾病可以快似白兔的繁殖力。同時，製藥也並不是現代才有的現象，有史以來，人類就不斷尋訪長生不老的特效藥，以便使他們可以有時間赦免自己的罪，也有時間可以繼續犯罪。

人類曾被稱為是「修理可攜式水管的天才集合」，經過幾世代的「水管修理」，他倒過蠍子的粉末、蝙蝠的耳朵、裸

麥的麥角和鴉片粉與吐根、莨菪、毒狗草、滅鼠藥和顛茄的調製品以及千萬種較爲普通的萬靈藥。我們有生活在「藥物催眠」時期的感覺。但是在公元前半世紀時，帕禮士・西流士（Publius Syrus)就曾嚴肅地評論：「有些藥比疾病更毒。」從那時開始，甚至比他更早，病患和醫師都作過類似的譏諷。

醫師自己服藥嗎？幸好，並不多——雖然「醫師」一字的同義詞爲現時已罕見的「藥物家」。近代一位最顯赫的醫師威廉・奧斯勒（William Osler）爵士在本世紀初病倒坎城，一位當地的醫師給他一粒含有汞化合物的藥丸，宣稱這是很多種疾病的神藥，翌晨，那粒藥丸仍然在奧斯勒的桌上。

奧斯勒在把它丟入廢紙簍前說：「這是一粒奇怪的藥丸。」它也曾用於治療梅毒，直到後來發覺梅毒第三期病徵很多是由於水銀中毒引起的才停止。奧斯勒指出：「渴望服用藥物，也許就是用以分別人和獸的最大特色。**年輕的醫師以二十種藥治療一種疾病，來開始他的醫師生涯，年老的卻以一種藥治療二十種疾病來結束他的生涯。**」

我承認，在醫科畢業後的數年間我也以藥丸、飲劑和萬靈藥塞給我的病患。後來我才好像莎翁筆下的馬克白一樣，決定「把藥拋給狗，我不要用它們」。而我發覺狗眞是聰敏的動物，牠們只是聞一聞就快步走開。

醫師是大自然的助手

我如何衝出這個被藥品催眠的狀態？如何回復到拋棄藥

物，而以食物做爲最好的醫藥的天然方法呢？除了我對疾病的原因與治療做了好些探討以外，還牽連到一個要在這裡討論的故事。這只是到了我事業的一個階段，我並沒有盼望另一種神藥從試管冒出，反而懷疑此時是否應該回顧一些古老事實，和檢證一些以前名醫行醫時，對醫藥的驚人的敏銳觀察。

最近瀏覽一些醫學書籍時，我讀到一本奧立佛·荷姆斯（Oliver Wendell Holmes）以歉咎的語氣寫成的詩集《鸚鵡螺》（*The Chambered Nautilus*）。這位善良的老紳士對各種熱病的原因作過醫學史上最透徹的研究，荷姆斯醫師曾被譽爲「世上最成功的醫師和學者的組合」。他的一句名言，雖然因常被引用而失去新鮮性，但應用於今日倒比他百年前寫的時候更適合：「我堅信如果能夠將現在所用的藥物沉於海底，將會有益人類，而對魚類有害。」

這是因爲可憐的「人魚」經過數世紀的藥物麻醉後，很多醫學界人士在討論健康和疾病時，也開始指出食物療法的重要和藥物的無能了。最偉大的醫師用藥最少也最簡單，因爲他們明白大自然在健康方面所扮演的角色；他們了解大自然的力量是致力於使人、獸和植物世界獲得並保持完善的健康狀態。他們知道很多疾病是自我限制的，這就是說不管你爲它們費多少勁，抑或完全不理，它們都會自己痊癒。

我們在希波克拉底的基本教訓裡知道「大自然治病，醫師只不過是大自然的助手」。當這位臨床醫學之父革除強烈和有毒的醫藥而愛上一個非常簡單但很理智的信仰後，也就開創了希臘醫學史上的黃金時代。他相信大自然中的好食物、新鮮的

空氣、休息、娛樂、睡眠、天氣變幻和生理治療的幫助,都具
有醫療效能。

　　研讀醫學史,我愈來愈信服醫藥並非恢復健康之道。什麼
使湯姆斯・席登漢(Thomas Sydenham)成名,使他成為十七
世紀英國醫師的先驅呢?我想是豐富的常識結合縱橫的才氣,
使他獲得「英國希波克拉底」的名銜,也使得素受敬仰的萊登
城的波爾哈夫在提到席登漢的名字時也要脫帽致敬。(波爾哈
夫並不是傲慢自負之人,他曾經收到一位在中國的醫師所寫的
信,信封只寫著「給歐洲最著名的醫師」。)當席登漢知道病
患的病因時,他用最簡單的藥;當他不知道時,他只是密切觀
察病患但並不用藥。他敢「指示天花病患吸新鮮空氣和叫肺病
患者騎馬,以取代各種名家學派所主張的抑制體系和服用有害
且討厭的藥物」。

　　在席登漢時期,新鮮空氣是新的治療法,但是今天若仍讚
揚純空氣、純生奶、純水、天然而未經製煉和防腐的食物、沒
有噴灑農藥的蔬菜和全麥營養麵包的使用是治療疾病的新法,
則實在是太簡單和太欠考慮了。

　　現代醫師也有不大相信人體本身有天賦智慧的傾向。他
們忘記人體有一對比任何人類創造的電腦更複雜的豆狀化學權
威:腎。相反的,愈來愈多醫師在忙著提筆開處方給求藥的病
患時,忘了席登漢醫師的故事——在他忙著交處方給病患的時
候說:「趁它現在還可以用時快去配藥吧!」

　　回溯1855年,當時藥物是主要的治療方式,麻省醫學協會
刊登了下列一則告示:

　　財務部宣佈收到本協會一位會員所提供的壹佰元，做爲下列題目的徵文獎金：「我們將視每一個不用藥品而可以合理和成功地預防及處理疾病的方法，爲人道和科學醫學的一大邁進。」

　　我只想在此書中告訴你，疾病的預防和處理是可以不用藥物的，我成功的次數多到數不清。雖然我對這問題的解答太遲了，來不及接受那一筆著名的獎金，但我希望還來得及做一些有益的貢獻。

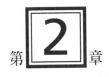

第 **2** 章
身體是你的DIY修理店

醫藥之宗旨是袪病延年；醫藥之理想是脫離醫師。

——威廉·梅約（Willian U. Mayo, M.D.）

　　人體是一部舉世無雙的機器，一個奇異的結構，它的錯綜複雜實在驚人。對希波克拉底和中世紀醫學巨人蓋倫（Galen）的信徒來說，它是一門令人迷惑的、永無止境的學問；最有學問的科學家也對它肅然起敬，同樣敬畏人體自行修補損傷及治療疾病的驚人能力。

　　關於人體，有很多地方是需要我們研究的。我們已經知道的（也是我們能夠了解的）是它的操作方式；我們不明白的是，為何人類這副設計卓越的身軀會有謎樣的疾病。匈牙利傑出的生化學家亞伯特·聖捷爾吉（Albert V. Szent-Györgyi）於1937年因鑑定出維生素C而獲得諾貝爾獎。他精妙地描繪出這個謎：

　　　健康與疾病的一般問題佔滿了我的整個科學事業，但它們卻為兩個相反的意念所支配。做為一個醫科學生，我

學到使人類痛苦的千百種疾病；做為一名生化學家，我暗
自羨慕人體美妙的精確性、適應性及完美性。醫學告訴我
駭人的不完善，生化學告訴我美妙的完善——我曾經懷疑
它們的矛盾在何處。任何大自然創造的事物都好像十分完
美，那麼是否人類就是唯一生存的不完善生物？而他面對
的不完善只可以由自己的頭腦來解決嗎？如果不是，那所
有的疾病又從何而來？我們又如何了解它們呢？這是醫科
的最基本問題，也是健康與疾病的最基本問題。我們一定
要解答這些問題，而且要嘗試從個別疾病的敘述推廣至一
般健康與疾病的普通觀念。此一觀念可能幫助我們引導人
類邁向一個較為健康與快樂的境界。

改善飲食，修繕身體

　　在一次世界大戰後不久，我是個忙碌和埋頭苦幹的醫師，
健康卻日漸衰退。起初我太全神貫注於事業而忽略了自己的感
覺，終至我必須注意自己的狀況了。醫師不是好病患，他們知
道得太多；要他們承認自己生病是困難的，人大多不願意接受
不愉快的事。但當一名「病」醫師終於為自己的疾病忙碌時，
他對疾病的專門知識使他較容易接受治療。

　　柏拉圖（Plato）說：「沒有一位醫師能夠徹底治療一種疾
病，除非他自己得到此病。」我並不完全同意。但我知道在這
一段不愉快期間，我獲得一個最有價值的教訓，那就是一個本
來健康的醫師，從他生病的經驗中能夠得到多少。

　　我是一個科班出身的全科醫師，當然試用所有傳統的藥物。不過我很害怕，因為我的疾病並沒有減輕，我仍有氣喘、腎病及過重的毛病。

　　幸好，我遇見一位精通病理化學的醫師，他對疾病的原因和治療的革命性理論燃起我的幻想。我們熱烈地討論我的病情，五分鐘之後，我便知道我該走的路。在認識他之前，我並不知道營養問題是永遠不能以填塞藥物解決，而那卻是我一向採用的方法。於是我埋頭研究，很快便摒棄我的膳食陋習以及正在服用的藥物，使自己從不適當的食物及有害的藥物所引起的過度刺激中解脫出來。結果我的疾病消失了，並且沒有復發；我的體重從210磅降至137磅再回升至155磅，從此便停留在此狀態，完美地配合我的身高及骨骼構造。

　　我究竟是根據什麼呢？是哪些神奇的食物回復了我的健康？每次我對病患講述自己的經驗時，他們都會提出這個問題──也許你也會如此發問。其實單是講述是得不到什麼的，因為在醫學上，每個人都像是一座座互不相干的小島，需要一個專門為他而設置的計劃。這就是為什麼郵購的診斷與治療會造成傷害。醫師應該比較清楚，尤其是那些嫉妒我有充沛的活力和健康的醫師，他們常問及我個人的生活紀律。我無法確實地告訴你要吃些什麼，但我計劃給你們一些對抗及預防疾病的飲食的一般規則，你可以將這些規則有效地應用在個人的病況中。當你對事實有所認識時，你就知道適當的食物並不只是健身的時尚，它是一種生活方式。

　　對二十世紀前半的正統醫師而言，單單改變飲食而能得到

效果是近乎神奇的。一次世界大戰之後，我對以飲食做爲治療方針的興趣得不到其他醫師的共鳴，只有非醫藥界人士才相信過份刺激的食物及藥物、超量的糖和澱粉、調味品、酒及菸草會給健康的身體帶來疾病。一般的醫師正忙於開處方而忘了彼得·拉善（Peter Mere Latham）的話：「經驗告訴我們，改善飲食可以快速及有效地治療某些疾病，特別是導因於營養不良者。」雖然在過去的五十年內我們的科學知識突飛猛進，但是這些早期醫師悟出的眞理至今依然合用。

我重新發揚拉善及其他相關的觀點，我集中注意力在：以內分泌化學、食品化學和整個代謝化學的角度治療疾病。

我知道用興奮劑、不適當的食物或藥物來鞭策疲乏、生病的身體，不可能不產生嚴重的後果，因此在這數年內我盡可能隨時隨地增加自己的知識。雖然有五十年的經驗，我仍然算是一名學生。醫學不斷的改變，而我對營養在健康上所擔任角色的好奇心也從沒有減低；當我自己的健康崩潰時，正是這個興趣激勵了我。

在我研究營養及內分泌系統化學之前，依今日一般知識的判斷，我的膳食習慣是惡劣的。例如：在等候晚餐時，我習慣將少許鹽灑在手掌上，一直舐食到餐點送上爲止。還沒嘗過太太放在我面前的食物前，我就自然的探手取鹽罐；鹽使我覺得舒服，我用它做爲一種刺激物，正如其他人喜歡咖啡、香菸及酒一樣（那些東西我卻一樣都不喜歡）。我食量很大，是一個好吃所有澱粉質的食客，缺少甜點，我就覺得午餐或晚餐不完全。此外在餐食中，偶爾還要有一夸特的牛奶。

　　我不知道自己的膳食習慣有害，我喜歡吃什麼就吃什麼，任何勸告對我都沒有意義。從嬰兒到老死，食物是最受關注的，所以不容易被干預：拚命減肥的胖子對這點了解最深刻了。當我讀到《洛杉磯時報》報導，對擁有16,000位營養學家的美國營養學會（American Dietetic Association）主席愛迪・瓊斯（Edith Jones）小姐的訪問後，使我對好或壞的膳食習慣更加堅持了。瓊斯小姐是阿拉巴馬人，她沒有忘記南方烹飪的口味。她說：「我仍然喜歡將豆子煮上三小時並保留煮豆的水，我是吃這樣烹煮的豆長大的。但我不會建議醫院以此做為理想的煮豆方式。」瓊斯小姐知道將酵素及維生素烹煮三小時會如何，但並不想改變她畢生的習慣。

　　不過當疾病來臨時，我已預備並願意改變。當我徹底改變膳食的方法，我的體重開始顯著下降。我記得我的科班醫師同事打量著我，同時還聽到他們喃喃說道：「畢勒把自己餓得奄奄一息，他有點瘋了。」經過差不多一年的研究後，我完全停止使用藥物治療，因為從食品化學及內分泌化學得到的效果比較好，療效較為持久，且長期使用也較無害處。我的朋友都懷疑地搖頭。

　　他們視我為採用藥物治療的正統醫學的叛徒，他們預料，我如果想治癒病患，就要再次加入他們的行列。其實，沒有一種特效藥是可以專門醫治慢性疾病的，就算是過度渲染的神藥也不能造出奇蹟。事實上80-85%的人體疾病是能夠自我控制的，度過某個階段以後，個體便會痊癒。病患服用的藥有無幫助常為醫學專家所爭論。我相信大部份的藥是不必要，甚至是

有害的；我同時相信醫學專家過份治療病患是不當的熱誠。我們的醫學雜誌正懇切地討論某種病到底是不是「由醫師治療引起」（iatrogenic）。

重新定位營養角色

談到營養在疾病中扮演的角色，我先要指出將營養視為獨立的科學來研究，不過短短的百餘年光景。回想我在醫學院的日子，我對膳食的價值知道得很少，就像大部份剛自醫學院畢業的醫師一樣。在二十世紀初期，膳食很少被認為是醫科課程的一部份，現在也沒有多大改變。希波克拉底的信念則認為醫師如果不能用食物醫治病患，就應該將藥留在化學師的瓶子裡。

因此如果你敢對正統醫師提及營養學可以治病，你可以了解他將會以何種懷疑的態度對待你的話。如果你說膳食對關節炎有效，他會吃驚地猛揮雙手。

我的檔案中，有95%因關節炎而跛腳並有恆痛的病患，得到完全痊癒或只剩少許餘痛或僵硬。一般而言，我治療關節炎需時較長，但有少許病例在開始治療兩週後疼痛便消失了。這裡是我檔案中的一個病例：一名55歲的婦人企圖自殺，因為她十分沮喪。她首次到來時即訴說她的心臟跳動急速，而且睡不著；血壓是160/100，尿液酸性很強；膝蓋、踝及腳腫脹、發熱而疼痛得很厲害，使她難以下床或上街。她又抱怨手、左臂和肩膀僵硬及疼痛，她自認正邁向要坐輪椅的途中。

　　她習慣每天喝12杯左右的咖啡，抽很多菸，吃很多肉、澱粉、罐頭水果及糖果，同時以阿斯匹靈減輕疼痛。結果這種方式的飲食使她超重。

　　她戲謔地說：「我願意給你一年的時間，看你能否把我治好。」

　　我警告她：「我也許需要更長的時間，你的關節並不是一天便僵硬起來的，你體內的毒素也累積了多年。同時你用藥來減輕病徵，再加上不適當的飲食，才造成你現在這種身體上及精神上的狀態。」

　　雖然我有時也允許病患吃肉及喝淡茶或咖啡，但對她這個特例，我勸她放棄所有藥物、香菸、咖啡和肉類。她唯一的藥是鈣片，然後便是下列的食物：起床時一片酵母餅溶在溫水中，早餐是豆莢和綠皮南瓜煮成的菜湯，稍後喝110 cc生牛乳。午餐是熟芹菜、菜湯、一片麵包和沒有醬料的萵苣沙拉，下午稍後吃些水果或喝以水稀釋的果汁。晚餐是冷凍或新鮮青豆280公克和一棵萵苣稍微烹煮後連湯一齊吃，臨睡覺前再吃一片酵母餅和水。

　　三年後，她的體重回復正常，血壓120/100，沮喪感消失得無影無蹤，睡得好且可以勤勞工作。她說：「能夠從關節炎中解脫好像是一件奇蹟，我再沒有絲毫疼痛及腫脹的煩惱。我從來沒有如此高興過！雖然起初很難習慣我的飲食，但現在我不再厭倦它了。有一個短時期我因為思念糖果及肉類而不節制飲食，奇怪的是它們卻沒有我想像中的好吃。當我發現沒有它們時身體好多了，就欣然地回復我的食譜，因為我決心遠離

輪椅。我現在感到全身舒暢，皮膚變好；每個人都說我好看多
了。」

癌症與膳食息息相關

大部份的醫師都認為這病歷實在令人難以相信，如果
你有勇氣在一位醫師面前將飲食與癌症拉在一起，你常會
失去聽眾。但是在保德信人壽保險公司（Prudential Life
Insurance Company）任職多年的統計專家福瑞德瑞克・霍夫曼
（Frederick Hoffman）醫師經過全球研究之後，寫了一本厚如
字典的書來談論癌與膳食。霍夫曼的結論是：「我深信膳食形
態應被視為癌症的主因。」將膳食與癌或其他醫師認為只有用
藥丸或注射才能醫治的病相提並論，會被認為是異端邪說。對
有治療功用的合成化合物的過度關切，讓我們忽略了這些化合
物一直寄存於食物中已有數千年之久。

這些年來，我可以從病患中觀察到膳食與疾病的密切關
係。記得多年前我以膳食醫治第一個腫瘤病例：我必須承認當
時對膳食與腫瘤的關係一無所知。一名農婦來到我的辦公室，
她的鎖骨上有一顆被手術後疤痕遮蓋的纖維瘤（fibroma），長
得像火雞蛋一樣大小和堅硬。

她解釋說：「外科醫師開刀後才發覺不能移除，因為它深
埋在神經與血管中。從雜誌中我讀到只要依照正確的膳食，腫
瘤是可以減小的；聽說你是用膳食來治病，你可以幫我嗎？」

我告訴她：「我不確定該如何進行。」檢查她的尿發現，

有極端超量的硫蛋白。當我問她一向吃些什麼時，她說與丈夫
擁有一家火雞農場，在腫瘤發生前因為火雞賣不出去，她有好
幾個月三餐都吃火雞。雖然我承認不知道該如何治療她，我仍
然提議先從膳食中除去所有的硫質，然後用蔬菜與水果增加其
鹼性。她立刻避免吃甘藍類及其他含硫豐富的蔬菜，當然還有
動物及海產蛋白，這些都是含硫量極高的食物。

　　經過六個月嚴格去硫的膳食，我們很高興地發現腫瘤只剩
原來的一半大小，一年後更完全消失了。我是個謹慎的人，我
開始想到這種治療一定有某些力量。這是一顆硬如石頭、不宜
手術的腫瘤，但是降低血液中的硫含量後，它即慢慢被再吸收
和排除。這名病患繼續保持沒有動物蛋白的膳食二年，然後加
上少許半熟的牛肉或羊肉及少量牛奶，但仍然繼續攝取那些大
有幫助的蔬菜與水果。

　　事隔二十七年後，一位出名而迷人的電影明星來找我，她
長了一顆葡萄柚大小的子宮纖維瘤（fibroid tumor）。麻省醫院
的著名婦科醫師提議必須動手術切除，結果她來找我，我開了
一個簡單的飲食處方給她：早餐吃煮過的穀類麥片，午餐吃蔬
菜沙拉，晚餐吃熟而不含澱粉的蔬菜；完全禁止所有動物蛋白
質。不久她寄了下面一段話的錄音帶給我：

　　　我開始依照你的食譜進食時，正是我生命中最艱苦的
　　時期。我正開始主持電視節目，每天都要工作數小時，六
　　個月來都是這樣。然後我去加州拍了一部很成功的電影，
　　當我旅行時，我仍然吃豆莢及櫛瓜，常在浴室小爐上烹

煮。我的工作時間很緊迫,常要在口袋裡預備一片麵包與奶油或一根香蕉。電影拍了十二週。然後為了攝影,我到處旅遊,訪問了卅三個城市,換了四名女傭;我的祕書甚至每晚都需要少許酒精來支撐她。第一次旅行完畢又來第二次,結果我花了一年時間什麼也沒有做只是旅遊,每隔一天就是一個不同的城市;這次工作可說是沒有自由的週末。

　　轉瞬間兩年半的時間過去了,我回到麻省的波士頓。在早上我按腹部時,我知道那硬物消失了,我真正感覺很健康。我去看以前替我檢查的醫師,他對我從第一次檢查後就沒了消息很感憤怒,而且確信我會一團糟的出現在他面前。檢查時我注意看他的臉色,可以看出他非常困惑。他去拿檢查卡,看看在這以前是否真的有葡萄柚大小的腫瘤。當他回來時我問:「它不見了,是嗎?醫師。」他說是不見了,但他自然不能相信。我又說:「你想知道它是怎樣消失的,又為什麼會消失嗎?我一直吃去蛋白質的飲食,一點動物蛋白都沒有。」他把頭往後一擺,笑著說:「我想那很荒謬。」然後他又說不管如何它是會消失的。我說:「是的,我知道一年半前讓你開刀,就會沒有了。」我起身穿衣服,離開他的辦公室時,我微笑地問他:「為什麼你沒想到自然界是如此的美妙呢?」

　　從此,很多我的病患均能將體內纖維瘤趕走;他們只是改變飲食而已。這聽起來好像很神奇,是嗎?其他患有各種病痛

的病患沒有恆心保持他們嚴格而長期的指定飲食，或者他們根本就沒有這個動機，他們寧可與腫瘤、潰瘍、糖尿病或其他疾病共存，而不願依照特別爲他的病而設計的膳食除去病痛。

病患必須自我治療

還記得有關馬與水的古老格言嗎？有時病患不像馬，他知道那是「救命的水」，但事業把生活安排得那麼緊湊，致使他不能或認爲自己不能堅守他的治療性食譜。例如很多找我治療過的電影明星，他們要旅遊到很遠的地方或主持很多公益事業，並且不定時進餐，所以他們發現很難正常地照譜進食。但當他們帶著充滿疾病、疲乏而緊張的身軀回家時，會立刻弄一碗所謂的「畢勒湯」，一個稍微烹煮的豆莢、芹菜、櫛瓜、香菜或其他我爲他們個別的疾病而提供的蔬菜組合。就算只是一餐正確的飲食，對充滿毒素的身體也有幫助。

病患看醫師不單只是爲了保存生命，也是爲了盡可能遠離痛苦與疾病帶來的無能；但當病患不合作時，醫師也無法執行他的職責。如果病患合作，在他開始採用恢復活力的膳食時，我就警告他所可能會經歷的轉變：他的身體在進行「生理清除」（physiological housecleaning），如果他過度飲食便無法進行了，因爲過量的飲食會使生理系統中的體液與組織產生血毒症，他必須排出這些聚積毒素的殘渣。在這齋戒的初期，只進開水、稀菜湯或稀果汁，總會有幾天感覺嚴重頭痛、嘔心、頭暈或脾氣暴躁等等，這些不適症狀的多少則由他身體的狀況

來決定。剝奪了他的刺激性食物與飲料，他會感到輕微的「脫癮症狀」（withdrawal symptom），一如戒毒時的感覺。當體內的治療過程活躍時，這些不調和的症狀便轉趨安寧。最後，我告訴病患他已付出多少代價以明智的飲食幫助自己更健康，他將會得到多少報償。

多年後我發現，一名病患在他的生活中一定要有一椿使命，一種他希望能盡力完成的重要事務，這樣才能真正激發他尋求救治──他必須自我治療。我能做的只是強調此事，輔導這過程的進行以及幫助他適應他的特種食物；但是治療是內發的，而後由大自然完成其功。如果一名病患有興趣並真正希望得到健康（很可能是他一生中的第一次），他會合作。但一般人的生命根本不負任何使命，不工作時就群飲群食地歡宴，結果終生非常忙碌。

不幸的，太多正值壯年的生命被忙碌消耗殆盡。在我開始研究時就深信不用藥丸與特效藥，而只以正確食物就可以改正疾病，不但可以治療且可以預防。但我過去不是一個為自己的理論擊鼓狂呼的傳道者，現在也不是。我的行醫不只限於營養範圍，我替病患接生，照顧他們的小孩，看著他們成婚，又替他們接來新的一代。一般的診治使醫師有獻身給病患的感覺，他要了解他們，從照顧他們得到精神上的滿足。

我從來不曾自視為專家。

人們對傳統醫藥治療失望時就來找我，尤其是他們所用的刺激性藥物，只不過是在鞭笞著囚禁於他們體內的疲憊的馬。他們找我配製膳食，通常是因為發現那些食物與他們的不適症

狀有關。所以很多人自願遵照有關膳食的勸告，願意從較好的
營養去體驗較好的健康，這樣自然比較容易治療。

戒除刺激性的飲食習慣

　　一般人都極不情願減縮吃了半輩子的膳食，他不知道差
不多所有壞的飲食習慣都是刺激性的習慣；也就是說，身體幾
乎可以自動發現，什麼能夠使它舒服約半小時，什麼會暫時
掩蔽低潮與疲倦的症狀。有些人要吃鹽，有些吃大量的肉及灌
很多濃咖啡，更有些嗜食糖果與對他們的病極為有害的食物。
當病患依照我的建議除去這些刺激物時，會暫時覺得虛弱、沮
喪及頭痛，身體也在適應新的規則，並且正將毒素消除。雖然
如此，有些病患仍然以為改變膳食對他們沒有用處，要求醫
師立刻解救他們——結果當然更壞。於是他們又回復刺激性
的習慣，那是使我不能與之爭鬥的悲慘決定（以後數章再作詳
述）。

　　我同樣希望那些對人體如何工作只有模糊概念的讀者，能
從這本書了解到某一程度。醫師每天都看到不假思索的病患，
像放縱的小孩不顧一切破壞新玩具一樣地對待自己無價之寶的
身體。《生活雜誌》（Life）上有一篇文章寫得很好：

　　　　人體需要食物與氧氣，一如汽車需要汽油與空氣，但
　　是它們能類比的也就到此為止。如果不是有障礙或破漏，
　　當汽車需要什麼就要供給它什麼，但是人體的燃料系統卻

受制於它主人多變的口味與慾望。雖然吃飽了，它仍可容納額外的食物；而當它空蕩蕩沒有食物時，也還要繼續工作。它必須忍耐突如其來的杜松子酒、香菸、紅辣椒；這份英勇的工作它做得十分好。……雖然人們常想到胃是一個挑剔而精細的器官，其實它是十分堅強的，可以忍受任何東西，只要不是全然有毒與腐蝕的。

的確，很能通融的消化系統可以忍受奇怪的物體，但並不是永遠能夠，這要看它現時的狀態及遺傳的健康因素如何而定。遲早它都要崩潰的。身體會被疾病侵襲，因為它們的正常工作受到干擾，它的燃料操作系統和運輸系統會因消化道的損壞而瓦解。當燃料泵浦心臟受到損害，心臟病就可能發生，這是美國人的第一殺手。如果消化道過份負荷不適當食物的殘骸太久，冠狀動脈會硬化，而可能造成心臟病突發；如果呼吸的空氣受到污染，你可能有呼吸道上的麻煩；如果喝的水被過份氯化，你的身體可能受到腐蝕；如果忽視牙齒，你可能會營養不良，因為你不能吃最佳健康所需要的食物。

被遺忘的自然療癒力

即使有很豐富的好食物在手邊，大部份的美國人卻很少選吃它們。馬汀・費雪（Martin H. Fischer）醫師提出警告：「早餐麥片糊、天使蛋糕、甜甜圈與咖啡、白麵包與肉汁，不能創造一個長久的國家。」當很多其他醫學界人士看到美國人生活

的片面時，都同意此說。人們以無生命及過份製煉和被農藥污染的食物維生，他們被咖啡、茶、酒精、巧克力、甜可樂飲料等刺激物的毒素所飽和，為刺激性提神藥所毒化；無論男女，健康情況壞得差點保不住性命。

如此一來，他們的身體——奇妙的DIY修理店——不再擁有可以工作的工具，當然就不足為奇了。

美國人可憐的膳食習慣並不完全是原子時代的產品。一位法國人康士坦丁·沃爾尼（Constantin Volney）在兩百多年前曾經觀察新英格蘭農人的飲食，雖然極少法國人認為異國的食物是可口的，但誰都很容易看出為何沃爾尼認為下列的菜單是「悲哀的」：

> 早餐時他們灌入一夸特加入少許茶葉或咖啡的熱水，其實這只是有顏色的水。他們可以毫不考慮地吞下半烤的熱麵包、浸了奶油的吐司、高脂乳酪、鹹牛肉塊和火腿等，幾乎都是不能溶解的食物。晚餐他們吃稱為布丁的熱麵團及其調味汁，即使是烤牛肉他們也放一些溶化的奶油，連馬鈴薯和蕪菁也浸在豬油、奶油或肥油中。他們稱為派或布丁的甜點只不過是沒有經過充份焙烤的油膩麵團。

難怪以前最興盛的工業是假牙工業，一種以山胡桃木刻製的手工業，它的價值甚高，甚至今天古董收藏家也以高價收買。但原始人是不必收藏牙齒的，科學研究告訴我們他們有一副可以咀嚼的牙齒。

　　人類最貴重的財產就是身體的自我治療能力，動物也一樣。牠們擁有內在的求生本能，病狗不是都跑到外面草地咬嚼野草，受傷的貓在舐潔傷口，患蝨的鳥在塵土中打滾嗎？這種原始本能稱為自然療癒力（vis medicatrix naturae），是所有治療技藝的根本，像生命一樣古老。在億萬年前它對某些深海的第一種單細胞生命很有用，對現在的我們——這種簡單生物的子孫——同樣有用。那麼，為什麼我們會忘記它呢？

疾病的各種面向

我們是世界上最富有也是最不健康的國家。我們軟弱、
過重，雖然有氟化物而仍有很多齲齒。我們的腸胃系統運
作起來像瀦污了的引擎。我們不能入睡，但是當我們清醒
時，也無法有效工作。我們有神經病、高血壓，我們的心
臟或頭腦都不能得到它們應有的壽命。壯年患心臟病者
佔大多數，自殺是主要死因之一（在15-44歲的人口中佔
第四位）。我們患了過多的文明病。

——賀伯特・雷特納（Herbert Ratncr）醫師

體內的生物戰：一項奇蹟

什麼是文明病？什麼是疾病？它從哪裡來？為什麼它要打
擊人體？健康的人在哪個階段會變為病患？如果我要幫助你了
解人生中膳食的重要，一定要問這些問題。

一般人通常對這些問題都難以回答或者答錯。

　　很奇怪，人們會記著比較沒有用的資料，如前次大聯盟世界大賽的比分、中學時所唸的一篇小詩、過去五年的學術獎得主等，而不大清楚自己的身體如何工作及為什麼他要受疼痛、疾病與器官損壞的折磨。有沒有人想到當他注視螢火蟲尾巴的閃光時，他是在觀察著比原子實驗室內的人造實驗還要複雜而神奇的化學過程呢？

　　你也許會因為明白了慣性航行或登月旅行的祕密而驕傲，但你能夠指出肝臟的位置嗎？通常是不能。你的肝臟默默地進行驚人而複雜的工作，但只有它生病時，你才渴望知道有關它的知識：正如伊恩·史帝文生（Ian Stevenson）醫師所說：「如果一個人健康時不研究自己，生病以後就非研究不可了。」

　　人們通常只認識身體的外表，直至得到憂愁與痛苦的信號時，才感覺到錯綜複雜的功能活動。他的手指插進了一根刺，但很快就忘記了，不久，他就會不耐煩地檢視在手指周圍腫起來的發炎組織而憤怒地說：「為什麼要在今天我最忙碌的時候發生呢？」他並不知道身體為了他的生存，正永無止息地打著生物戰：腫脹與發炎（發熱與腺腫）是身體的最佳反應，因為它們組成一個最完整的檢疫所，發炎組織作成厚厚的阻擋物以防止敵人（病菌或毒素）向身體其他部份蔓延。

　　因為不能使用那根手指，他在刮臉時便笨拙地弄傷了臉。現在他不只惱怒發炎手指的疼痛，還為了從臉上滴下來的血煩惱。但是他不了解發炎使手指疼痛，是為了防止它被使用，那是自然界聰明的守則——一種保護性的發明使受傷部份不能活

動以便身體修復機構進行工作。他又不在意地讓臉上的血乾涸；不曾停下來想想血在體內是液體，為何在這個細小的傷口上會變為固體？這個防止所有血液向外流的凝血作用，對他來說是不是一種奇蹟呢？對研究它的科學家們來說，它是的。

十七世紀的物理學家羅伯特・波以耳（Robert Boyle）曾說：「一個理智的靈魂住在一間如身體這麼神聖的大宅邸內，而對他的精細構造完全沒有認識，是一大侮辱。」在他的時代，他得不到多少關於他的「靈魂大宅」內「精神構造」的科學知識，但是現在對這問題有興趣的讀者，只要翻閱任何一本對身體構造有完整介紹的書就可以了。篇幅所限，本書對這些題材只約略介紹。不過，我是謹守著柏拉圖的告誡，並沒有要使病患在上過十堂課以後便可成為醫師的企圖。

感謝大自然和古希臘

要了解疾病，我們必須先了解活細胞。每個人的身體都由一兆以上的細胞組成，每個細胞都是極為複雜的組織。直至今天，我們依然只了解這組織的極小部份。當身體有病時，體內細胞以各種不同的方法變為不正常細胞。人類的知識尚未達到能了解細胞在正常生理與病理狀態上的操作情形，但我們知道疾病分二類：傳染性（infectious）和退化性（degenerative）。傳染性疾病是由濾過性病毒及細菌侵入體內所引起，退化性疾病通常是由受干擾的器官自身製造的毒素或由食物和空氣中的毒素引起的。身體傾全力以對抗這兩種疾病，希望中和這些有

害的物質或將身體從不適合的環境中釋放出來。

　　或許有人認為，整個醫療史是由於歷史初期的一名極易受傷害的人遭遇到意外、傷害、疾病及不適的威脅而開始的。人有疾病的最早期證據發現於人骨，因為肌肉雖然已經腐朽，但骨骸仍存。檢視埃及的木乃伊發現了有受慢性風濕症影響的關節，以及有脊柱結核等。我們同時發現庇里牛斯山的山洞壁上有石器時代的壁畫，畫中是17,000年前最早的醫師，一名穿著獸皮、使用牡鹿角製成可怖頭飾的巫醫。

　　最早期人類相信疾病是由惡魔侵入人體所引起（有些部落仍然相信此事），原始社會的病患因此被視為著了魔而遭驅逐。這受害者必須由醫師或巫師施展神力，去恫嚇和驅逐魔鬼的靈魂或惡魔本身，才能恢復健康。

　　在古埃及較文明的時代，病患吃藥時必先禱告：「藥啊！歡迎你！歡迎你驅走在我心中及肢體裡的惡魔！」即使是在柏拉圖時代後期，他們仍堅信生病是由於「神靈發怒」。直到希臘黃金時代，人類的解放者希波克拉底出現後，才將巫術、迷信及精靈學丟進垃圾堆。他引領了醫藥技術。

　　有人說我們凡事都要感激大自然和古希臘。就醫學上來說，這是對的。希臘人知道大自然是醫者的先驅，希波克拉底教人如何幫助大自然工作。他知道疾病是有成因並跟隨著一定的途徑，只要透過某些養生之道，這些都可以預測並從體內排除的；他也知道自然律是不變和不能破壞的。

　　當迷信巫術和無知再次支配著中世紀時，希波克拉底和其追隨者的文明研究就被塵封了。教會從醫師、巫醫及族裡的巫

師手中接管了權力，新的信仰認為疾病是魔鬼附身所致，於是就帶來新的治療法：祈禱、驅魔、用手猛打和瞻仰聖蹟。在這情況下，患病者不是康復就是死亡。不過，還好人體有驚人的自我康復能力；人類雖然缺乏治療或服用有害的藥物，仍然常常會康復。有人懷疑被病魔纏繞的人是怎麼活下來的，其實都是拜身體各道防線的神妙貢獻之賜。

十七世紀時科學醫學已漸露曙光，但是當時怪異的治病方法仍然很流行，即使英王查理二世也不能倖免。此事的見證人蘇姆士醫師兄弟（Drs. H. M. and A. R. Somers）在他們合著的《醫師、病患和健康保險》（*Doctors, Patients and Health Insurance*）一書中這樣寫著：

　　從前有一位國王在修面時昏倒於臥房，不省人事，御醫做如下的救治：先從他的右手臂抽出一品脫的血，然後在左肩胛抽八盎司，跟著是一服催吐劑、兩服瀉藥及一帖含有十五種原料的灌腸劑。然後剃光頭，在頭皮處洒上發泡劑；再給予噴嚏粉用以洗腦，且以野草粉加強它的力量，同時多加催吐劑、安撫劑及多放些血；又將瀝青與鴿糞混製成的膏藥敷在國王腳上。為了避免遺漏，再給予內服藥：瓜子、嗎哪、赤榆皮、黑櫻桃汁、山谷百合花的汁液、牡丹、薰衣草、溶於醋的珍珠、龍膽根及荳蔻，最後是四十滴人頭蓋骨的浸膏。當一切都失敗後就用糞石盡最後的人事，但是病患已經去世了。

流行病和瘟疫對文明民族作週期性的蹂躪，使得千千萬萬

的病患不斷地死亡。但是當路易士‧巴斯德及其弟子在十九世紀後半葉發現微細的生物進入體內而引起疾病後,醫藥科學又能夠再抑制另一種疾病。

痛:身體的最佳保護方式

在巴斯德之前,病理學家魯道夫‧佛秀(Rudolf Virchow)定義他的細胞病理學說:每種疾病基本上都是細胞的疾病。佛秀認為人體就像國家,每個細胞則是一個國民,因此疾病是體內細胞國民的戰爭,一場由體外敵人活動所引起的戰爭。

別的研究者則認為疾病是保護人體的方法,這與自然現象不謀而合。他們說疾病絕對不只是向黑暗的腐化和死亡投降,它也是在為健康而戰。漢斯‧塞義(Hans Selye)醫師在《生命的壓力》(*The Stress of Life*)一書中指出:「入侵者和我們的防衛者發生了衝突是疾病的先決條件。」痛雖然是不受歡迎的侵略者,但是它很有用處。生病時,大自然發出疼痛的警告信號要我們多加休息以幫助治療,它同時也在警告我們可能已受了損傷。神經末梢和受器(receptor)將消息用電子脈衝沿著神經傳導傳入腦中,它的反應就是使我們感覺痛。許多種刺激均可以牽動痛覺:有化學的、機械的(如肢體的扭動或加壓),有溫度的(如極冷或極熱)或電子的。當疾病或損傷引起發炎時,便常會發生機械加壓和化學刺激的混合感覺。痛常常是某些事情出了差錯的警告,因此,對醫師來說,它是疾病

最重要症狀中的一個。

晚上電話鈴聲乍響使你因此行走黑暗中而戳著了腳趾，尖銳的感覺令你奇怪人為什麼要受痛苦；當你看到所愛的人受癌症的折磨時，你的奇怪便變為失望。可是痛楚從刺痛到患腎結石的劇痛都是身體的最佳保護方式；例如痛使斷了臂的你安靜下來，這樣體內的DIY修理店才能夠開始工作。

受到襲擊的身體時常在想辦法回復健康，它要脫離無休止的痛：刺痛、壓痛、隱隱作痛和腸胃不舒服等；很多人接受這種回復健康的方式是生命的正常現象。

我並不同意這是正常的。

對我而言，真正的健康比這種健康恢復更要多些。要獲得它便要遵守自然律；如果你破壞它們，便會百病叢生。**健康不是與生俱來，我們只有認真遵守健康生活的明確規則才能得到及保持它；不過我們每天都可能會疏忽了這些規則。**

外國的醫師批評美國人吃藥、開刀和疫苗接種均比任何其他國家的人多，卻比他國人更擔心自己的健康狀況。在這個物質文明的社會裡，我們以為健康是一些來自膠囊的東西，這些膠囊在藥店有售，我們因此相信任何人只要付得起藥價便可以獲得健康，而不知道健康是我們要遵守自然律才能獲得的一種狀態。

醫師很少目睹，但是都知道「生長中的健康」（growing health）這個舊名詞的真正意思。不過，他們對致病的原因意見並不一致，醫師們為這個題目爭辯了很長的年代，他們好像對壘的士兵，激烈地爭論疾病是由X或Y或Z所引起的。

‖ 第二篇 ‖
健康哪裡來？

由於平日的膳食錯誤和迷信藥物的結果，造成
體內充滿毒素，損壞生理器官的功能而造成疾
病。其實人體可以利用自然治療能力來排除毒
素，內分泌系統及緊急替代性排除途徑也可以
動員起來，幫助獲得潔淨的血液。

每個人都是一獨立的個體，唯有在醫師的幫助
下，與大自然合作，選擇適合自己的天然膳食，
才有獲得健康的身體、清晰的神智與充足的能
量來源的可能。

第 **4** 章

健康之家的基石

唯有明瞭人體的智慧，我們才得以征服疾病和痛苦，並解
除人類的負擔。

──威廉‧哈維（William Harvey）醫師

為什麼健康的人少得可憐？

　　在上一章，我脫離一大群困惑的醫學界人士頑固地論辯的
一個問題：是什麼引起疾病。

　　對疾病，我也有自己的理論和醫治方法。

　　但是請勿誤會，這並不只是我個人的理論或我個人的方
法，它們經過數世紀的選擇，已經去蕪存菁。不過有些世代相
傳的治療術卻在「神藥」橫行的今日被莫名其妙地遺忘了。要
說我做了些什麼，那就是我把它們集中起來，揮去塵埃，然後
判斷它們能否在今日派上用場。不負所望，它們不但有用，而
且效果卓越。

　　大自然把人造就成一部完美的機器，卻被無知、恐懼和貪婪弄壞了。雖然要擁有健康是很簡單的事，然而健康的人卻少得可憐。為什麼？

　　這是因為我們不讓大自然吐露她的故事。當你逐漸相信你的最佳醫藥是食物而不是人造的藥物時，我希望你能認識這些大自然的祕密。

　　本書告訴你哪些食物是有害及哪些是有益的，並且告訴你身體在健康和生病時有什麼反應（這是極端重要的）。我希望你在了解身體的化學和食物治療後，會像我一樣相信疾病是起於不適當的膳食，並且相信適當的食物能夠完美地回復病患的健康，而不需要用藥或那些值得懷疑的手術。

　　讓我舉些易懂的例子吧！櫛瓜屬南瓜科，是一種無刺激性的蔬菜，含有特別豐富的鈉。而鈉是所有人體內鹼性元素中最重要的一種，所以櫛瓜是對健康有益的蔬菜。鈉是用以維持人體酸鹼平衡的必需元素，而肝是它的貯藏室。沒有酸鹼平衡，絕對不能保持健康。簡單而無刺激性的櫛瓜可用作食物與醫藥，它是鈉被掏空的肝臟的最佳補充物。

　　雖然櫛瓜很有價值，它也不是萬能藥。一名胃潰瘍出血的病患就算進食櫛瓜或豆莢湯，對他那失去了保護又敏感的胃壁來說，也是太腐蝕、太刺激和太富鹼性了。對這種病患，我開給他普通的小酵母餅做為膳食，而不是當做醫藥。當用上等的蔬菜湯去覆蓋出血的胃潰瘍仍是太富腐蝕性時，那麼用奶或水稀釋的酵母是最好不過的了。它含有豐富的蔬菜維生素，有適當的酸鹼度，並且對腸胃很溫和。我曾經開過一天22塊酵母餅

的膳食給潰瘍的病患，三、四天後潰瘍停止出血，醫好了。

你會在本書中發現很多這類修復身體、用以治療的食物，因為我們的目的是用簡單而經濟的方法使有病的你痊癒，或保持你的健康。不過我一定要警告你，在這裡你找不到任何傳說中可以使山居於亞洲偏僻地方的農民享高壽的「仙丹」。我把它留給那些追求健康時尚的人、出售維生素和食品補充劑的小販及醫藥推銷員，讓他們去投合那些永遠在追尋萬靈藥的病患之所好。

我的治療方法是針對健康而不是疾病，我用的是被遺忘已久的醫學真理的成果，輔以最新的實驗室技巧。當其他的醫學界人士已然接受生病、生理衰老和退化性疾病為中年後的自然現象時，我卻認為它們是不正常的生活習慣、高能量飲食和刺激性藥物造成的後果。我從來不會告訴病患如何與關節炎、哮喘、潰瘍或偏頭痛共同生活，但我會告訴他怎樣可以永久解除他的疾病。行醫半世紀，我都是為一個目標工作：替人消除疾病並使他遠離我的診所；但是對無休止的藥丸和藥水、注射及手術等已然失望的病患，卻川流不息地來找我。當他們懂得與自然合作而不與之鬥爭時，我和他們高興地分手。

超越巴斯德的細菌理論

假如我問你誰是歷史上最有貢獻的人，毋庸置疑，你的名單上會有法國化學家巴斯德的名字；他是第一位提出疾病是由細菌、微生物傳染而來的人。但如果我告訴你我反對巴斯德的

細菌理論，你會怎樣？對大部份人來說，要反對「科學王國裡最完美的人」巴斯德，有如說母親是邪惡的一樣難以接受。不過，我個人及在我之前的許多研究卻指出疾病的細菌理論並不能解釋全部的情況，而且巴氏滅菌法（pasteurization）會大大破壞牛乳的營養價值。可是你在小時候便受過只有細菌會引起疾病的教育，所以要改變這個觀念並不容易；同時毫無疑問地你一定曾被警告不要喝未經殺菌的奶。

　　早在1883年，美國公共衛生權威約翰・畢林士（John Shaw Billings）就說過：「要謹記……只是將細菌引入生物體內並不保證它們會繁殖或產生疾病，倒是生物體本身的情況影響很大……巴斯德宣稱決定傳染病的唯一因素是細菌的多寡，他顯然是作了一個輕率的立論。」

　　雖然有相反的證據，很多醫師仍然堅守著疾病的細菌理論和以藥抗菌的必要性。他們指出天花、白喉、傷寒和肺炎都被征服了，這是不容置疑的事實，但更緊要的是，慢性疾病如癌症、心臟病、糖尿病、動脈硬化、腎病和肝炎等卻增加了八倍。科學醫學雖然可用新藥、抗生素和免疫接種抑制可置人於死的傳染病，但仍然不能減低另一組同樣可怕的疾病的殺傷力。

　　我並不像很多醫學人士一樣盲從著巴斯德，我問自己：人體組織是否只有在被細菌或濾過性病毒侵入時才會受到損傷？疾病能否有別的來源？是否應該考慮人的體質和環境？難道還未到要我們將生病和治療的觀念超越巴斯德的細菌感染理論的時候嗎？細菌會不會是疾病的同伴？它存在於所有人類體內，

但是只能在有功能障礙的病患體內繁殖？

　　為了找尋這些問題的答案，我離開巴斯德和他的微生物領域，另闢途徑。我發現我並不是孤單的遊客。在此我不花時間詳談我對人體化學的辛勞研究，只是要告訴你，我的結論是細菌並不引起身體的病態，它是在人生病後才出現的。在做實驗時，我發覺我不由自主地被拉回希波克拉底身邊，他相信疾病是處理環境不當所引起。因為**主要的環境是以個人的食物為核心的化學環境，所以在生病時去懷疑膳食和人造食物的不適當是再自然不過了。**

　　正如〈前言〉所述，現今的醫學正處在黑暗時期，而其中一個黑暗地區是飲食學。這是很多我的同事最漠不關心也最不懂的一門科學。在這方面希波克拉底是最開明的醫師，他知道病患由大自然主治而醫師在旁幫助，他相信病體需要休息一段時期，這並不只是物理休息，他認為更為重要的是「化學休息」。只有停止供應食物，使體內器官得以排除積聚的廢物而因此能夠自我清潔，才可以達到化學休息。

　　有「英國希波克拉底」美名的席登漢畢生行醫，他以一簡單的句子為疾病定義：「疾病只是身體某部份要擺脫能引起病情的東西的嘗試。」

　　席登漢是十七世紀的人，但是這些話在今日仍然真確如昔。荷蘭醫師波爾哈夫步著席登漢的後塵，他說：「在大自然的幫助下，中和並排除引起疾病的物體後可以治癒疾病。」在巴斯德之前，佛秀在他首創的細胞病理學中，主張人細胞的健康決定於它們的化學變化，而這化學變化卻由個人的食物種

類而定。他說：「如果我能夠再活一次，我會致力證明細菌是在找尋它們的天然棲息所——病組織，而不是做爲病組織的起因。例如：蚊子尋找靜止的水，卻沒有使池水靜止。」可惜佛秀的理論不獲贊同，因爲人絕不會樂意改變或改革他的飲食習慣。消化和吸收的構造是遺傳的，而個別的飲食習慣是習得的，因此，顯而易見地，要他們破壞習慣是困難的。

而當巴斯德帶著他令人嘆爲觀止的細菌理論秀出現後，市民及醫師都如釋重負地拋開佛秀的教誨。他們大聲疾呼：「人類保持他的不良生活習慣還會產生什麼問題嗎？」沒有了，從今以後他可以清醒地保持他的不良生活習慣，因爲他有刺激的事情可做了——他要與細菌戰爭，它們才是眞正的魔鬼！

疾病源自毒素

我的治療系統並不戲劇化，只是應用常識和現代的科學研究。但大部份美國人都是動作派，生病時喜歡自己做些如吞服藥丸等的事，也喜歡別人爲他們做些如開刀等的事。如果囑咐他們休息，戒食刺激性食物或藥物，讓身體自然療治，他們會心生疑懼，然後另尋會「做些什麼」的醫師。於是大部份的現代醫學將希波克拉底簡單而平淡的治病方法——養生之道——拋開；此養生之道只是用適當的食物、休息和新鮮空氣。

不過，仍然有少數人留心傾聽2400年前偉大的醫學教師在科斯島上對醫學生所講的話。他說疾病不單是受苦，同時也是辛苦工作；這就是說身體是在緊急地想扳回原來的健康狀態。

「**自然治療力**」是大自然從人體內部治癒疾病的能力；假如需要對付比養生之道更嚴重的敵人時，希波克拉底就用**第二道防線：醫藥**；如果認爲必要，才採用**第三道防線：手術**。今日，美國醫師大部份在病患堅持下倒反了希波克拉底的程序，而外科醫師也成爲醫學劇場的明星（不過我要嚴正聲明，如果必要，我不反對手術）。

■第一塊基石：排除毒素

對病患來說，有關「疾病是由體內的毒血症造成」的理論不大中聽，倒是巴斯德認爲「疾病是由體外的生物引起」的論調較易被接受。因爲這樣病患可以自認爲是一個殘忍敵人的俘虜而哀鳴：「爲什麼這些要發生在我身上呢？」

我反覆向病患解釋：「你的痛苦、悲哀和疾病都是由自己的膳食錯誤和藥物所引起，你受苦是因爲你體內充滿有毒的廢物。這些不良選擇下的食物充滿人造香料、防腐劑、合成品和精製的成品，它含有太多的刺激物，太少蔬菜和水果的天然維生素。即使你選擇的是完整、天然的食物，它們也許曾經過不適當的處理，例如煮得太過份，或在油中煮過然後蓋以有害的調味品。正常消化的化學反應不單是被這些有毒的廢物擾亂，同時也被有害的藥物、不健康的生活習慣（包括沒有運動）等破壞了。於是含劇毒的物質——毒素——就滯留血中，損壞過濾器官和排泄器官，包括腎、肝、腸和皮膚等。」

這些毒素都是惡徒，是疾病的真正原因；如果身體要回復健康，就一定要剷除它們。

據我們所知，疾病是身體某部份在嘗試擺脫引起疾病物質的努力，這就是用以建築你的健康之屋的第一塊基石。

身體燃燒這些廢物的「可怕的努力」，引致發燒；被用以做爲緊急替代性排除途徑的器官變化（通常是破壞性的）造成了病理，或是疾病的過程和情形。

■第二塊基石：緊急替代性排除

也許「緊急替代性排除」（emergency vicarious elimination）對你是陌生的，那讓我來解釋一下吧！因爲它是我用以與疾病戰爭的另一塊基石，我將在後面數章中多談一些。

肝和腎是重要的排泄器官，肝的自然排泄途徑是通過腸，腎則是透過膀胱和尿道。

當肝閉塞時，它不能推展排泄功能，廢物（毒素）就被丟入血流中；同樣的，當腎臟發炎時，毒素也是抑留在血液中。而有毒的血一定要排除它的毒素，要不然人就會死亡。於是大自然就採用排除或替代性的途徑，肺因此就擔負起排除一些應由腎排出的廢物的工作，皮膚也取代了肝的崗位。肺當然不可能扮演很好的腎，於是由這個替代途徑排除毒物所引發的刺激使我們可能得到支氣管炎、肺炎或肺結核病：至於得到的是哪種病就由排除的毒素的個別化學性質所決定。所以我敢說肺是被強迫作腎的替身，爲腎做替代性的工作。同樣的，假如膽汁的毒物由皮膚排出，我們的皮膚就會受各種刺激，造成很多皮膚病（如透過黏膜的，形成各種黏膜炎，在皮膚表面則形成癬、疔和粉刺等），所以皮膚是在做肝的替身，在皮膚上也產

生了替代性排除。

　　根據這種想法，病名就是按照該器官被用作排泄的緊急通路後，所發生的肉眼和顯微鏡所能觀察到的變化的描述而定。細胞被有毒的廢物破壞後，便很容易為細菌所乘；細菌入侵後就像清道夫一樣吞噬衰弱、受傷和死亡的細胞。

　　因此，我將疾病視為一個不尋常的清除過程。為了便利大自然排除毒物和回復病患的健康，我發覺有需要絕食數日或更久，或者戒食那些造成病患毒血症的食物。

■第三塊基石：正常的內分泌腺

　　為了找尋排除血毒的方法，我把注意力移轉到體內的內分泌腺。最引起我興趣的有肝、甲狀腺、腎上腺和腦下垂體，它們都成為我的研究對象。循著最初的路做一段長時期的內分泌腺和肝功能的研究後（在美國和歐洲），我得知如何利用內分泌腺幫助排除毒害病患系統的血毒的方法。內分泌腺曾經是醫學界的流行題目，最近卻莫名其妙地被忽略了。大概是有段時期醫師發出各種份量的乾燥甲狀腺片給超重的病患，結果證明它對減輕體重無效時，他們就對所有的內分泌腺失去興趣了。

　　內分泌系統的研究引導我進入另一個很重要的研究範圍：各種食物和非食物的無機物質（如鹽等）對人體系統的刺激效果。由某些食物造成的這種刺激效果與內泌腺有直接關係，我將會討論它；但先讓我問你一個問題：有多少人能夠不喝數杯濃咖啡就開始一天的生活呢？而這些咖啡卻不是食物。又有多少人愈來愈倚賴在休息時間喝杯咖啡來度過早上呢？無可諱言

的，你「享受」它是因爲它有刺激價值。

　　年輕、活動力高時，你由尿液中排除有毒的酸性咖啡，但是後來你的腎慢慢隨著年齡的增長而退化，那些咖啡酸就涓滴地積聚於排泄系統中，你將因此感覺疲倦、頭痛和沮喪，於是喝更多的咖啡來過日子。有時你感覺很好，可以挑戰全世界，這是你在鞭策著你的內分泌腺（通常都是腎上腺）而產生興奮的幻覺。你很健壯的感覺是一副隱蔽事實的面具，你能夠繼續驅策內分泌腺多久呢？只有到它們不可避免地崩潰爲止。

　　因爲見過太多被刺激物鞭策的內分泌系統，我於是從自己被鹽而不是咖啡所傷害的系統著手做徹底的研究。對我的大部份病患來說，我對刺激和體內毒素的理論太具革命性了，他們需要有詳細的解釋才能接受。我們能夠接受這個解釋，希望你也可以。

內分泌腺排毒的新觀念

　　毒血症是不適當食物造成的，體內器官被迫變成處理這些毒物的替代性排除的緊急機構，內分泌腺也受徵召幫忙排毒。爲了從這個觀點明白疾病，我們一定要考慮那人所吃的食物，他的肝、腎、內分泌腺和他所處的社會環境。

　　今天我們所吃的食物已經不是天然飲食，正如今日的人類遠離原始森林一樣。但是人們仍然擁有和遠古祖先一樣的消化系統和肝。如果他吃天然食物，他的肝可以保持工作效率；假如他以濃咖啡帶著烤麵包、熱狗、辣椒及甜甜圈沖入胃中，他

的肝就受到迫害而不能好好工作。肝崩潰的遲早要看它出世時有好多，不過它是一定會崩潰的。當它不能過濾和中和血中的毒素時，另一道額外防線就一定要派上用場，這道防線由內分泌系統負責，它們試著引導這些毒素進入其他排泄器官。執行這件事最得力的有藏於腦底的腦下垂體，位於頸部中央的甲狀腺和像帽子般蓋於腎臟上方的腎上腺。

■腦下垂體

內分泌腺被迫機能亢進而製造更多分泌物，但是因為腺體的分泌與進入腺體的血液量有一定的關係，所以這些額外的血液供應使得腺體脹大以致常常帶來悲慘的後果。

例如包於頭顱底部骨杯內的腦下垂體，就沒有多少地方可供它腫大，假如這個容器是先天性細小或在早期犯了軟骨症而變形腫脹，很少能夠不對腺體造成壓力。這個壓力可以引起可怕的病症，如偏頭痛、癲癇、肢端肥大症（acromegaly）和失明這四種不同的病態，全是由毒血症引起的壓力造成的。

我的檔案中有很多偏頭痛和癲癇的病例，他們的痛苦已被制止，身體也回復健康了。我的做法只是卸去肝源自額外膳食的重擔，使之能夠清潔血流，從而回復腦下垂體、甲狀腺和腎上腺的平衡而已。

大部份偏頭痛病患的病歷告訴我，他們自孩童時代便有週期性的半邊頭灼痛，但他們在三、四十甚至五十歲時才來找我。我發覺沒有牽涉藥物在內的偏頭痛幾乎都是酒精類引起的，這無疑會使偏頭痛患者嚇一跳。不過我要立刻加上一句：

這些酒精不是在進餐前喝太多馬丁尼而來，而是由病患自己的胃中製造出來的。病患飲食中的糖和澱粉發酵造成醇，這些醇比所喝的酒精害處更大。飲威士忌的人並沒有把在製酒過程中生成的雜醇油和其他有機醇吞下去，他只是飲乙醇而已；但是腸內製造出來的醇卻含有酸麥芽和其他對身體有毒的產品。

在治療患有偏頭痛的病患時，我發覺如果刪去糖和澱粉而增加一些幫助排除過量毒物的天然解毒藥在膳食中，他們很少再有第二次頭痛。

我曾用洗脫潛伏在體內的血毒的方法，抑制了肢端肥大症或巨人症（gigantism），不過這只對年輕人才有效。壓力盲（pressure blindness）也可以經由食物造成的毒血症或有毒藥物造成的腦下垂體腫大而形成；有很多例子是因盤尼西林過度刺激腦下垂體而造成視覺損壞。

■甲狀腺

我們可以在疾病中證實有腦下垂體的過度分泌，甲狀腺也同樣可以證實。這個位於頸基部的腺體控制身體三種皮層的所有功能：外皮層，真皮；內皮層，黏膜；中皮層，漿膜。漿膜包覆著胸膜腔、心包腔、腺膜腔、腸腔及關節。

外皮的正常功用是呼氣、排汗和一些有毒的含鹽物質的排除，並以特殊的油脂腺潤滑皮膚和毛髮。在替代性排除時從外皮排出來的氣體、酸性汗及有毒的油和脂肪造成的病，足以填滿一大本皮膚病教科書：慢性濕疹、魚鱗癬、牛皮癬是最普通的例子。皮膚病其實是受毒素刺激的象徵，它對直接中和及排

除入侵的毒物的局部治療的反應皆良好。

內皮或黏膜在正常時，會分泌透明的黏液以保持膜的濕潤，同時在鞭毛細胞（flagellated lining cells）的幫助下，它可以推動刺激物和外來體到能被排除的一隅。但是在脅迫下，甲狀腺可能會強迫毒素從黏膜細胞滲出。

如果涉及內皮的表層細胞，而僅有水狀的分泌時，我們就有感冒或卡他（catarrh，黏膜炎）；它的特點是有漿液性滲出物。當更深層細胞受到感染時，分泌液便變為黏液膿性（有黏液和膿），膿性（純膿）或帶血膿性（血和膿）。代表性疾病很多，有鼻竇炎、支氣管炎、胃炎、腸炎、闌尾炎、扁桃腺炎、乳腺炎、子宮頸炎、腎盂炎和其他任何黏膜或漿膜的發炎。

中皮層所做的替代性排除會帶來關節炎、神經炎、腹膜炎、心包炎、腦炎、腦膜炎、黏液囊炎和虹膜炎等疾病。這些疾病都是因強迫排除毒素而起的炎症，我發現唯一可以醫治或減輕它們的方法是以飲食中和毒素，幫助充血的肝得到休息，使之不再受不適當的食物干擾，並利毒物由大自然所選定的天然通路如腎、肝、肺、皮膚和腸等排除。

■腎上腺

腎上腺被認為是應急的腺體，早期我們相信腎上腺只有在人遇到危難的情況，要憑藉「戰或逃」（fight-or-flight）來解決時才傾瀉它的分泌物。後來才知道它對生命很重要，腎上腺分泌物是氧化作用的媒介：它離開血液超過四秒鐘，人便不能

活。氰化物中毒帶來的暴斃便是明證,因氰化物使體內所有氧化作用中止。

氧化作用是生命之火,因而這些腎上腺分泌物眞是太重要了,所以人體有額外的倉庫來製造和儲藏它,如腦和大神經節、後腦下垂體、性腺和腎的某些地區。這解釋了爲什麼有些動物或人切除腎上腺後仍能活命。

腎過濾毒素的化學過程是依靠氧化作用來維持,腎上腺位於腎和腹腔叢的大神經節近鄰,這暗示了腎的最重要功能之一是受制於氧化作用。在腎上腺壓迫下,腎可能被迫加入替代性排除,甚至會損毀自己並提升血壓直至心臟病發作或其他循環系統的損傷爲止。

腎上腺的另一功用是調節肌肉張力,包括骨骼肌和腸肌。有好的腸肌張力,腸才可以完全、不費力並有秩序地工作。腎上腺類型的人(被他的腎上腺支配的人),只要肝化學保持正常,很少會有便祕。當這種人因消化不良而中毒時,腸排泄很快而且完全,甚且會有腹瀉。所以我相信腎上腺過份活動會造成腹瀉、各種腎病、癌症和很多其他的病,包括畸形的肥胖症等。這些狀態用治療腦下垂體和甲狀腺失調的方法治療同樣有效,除非這些組織已經損毀不堪了。

拓展傳統醫學之不足

雖然我的醫學理論是基於自己的觀察和結論,而這些都經得起時間考驗,但是我會毫不猶疑地採用今日醫學的最新發

展。我渴切能替病患帶來解除痛苦的新希望，所以我利用化學和細菌學的科學突進，來幫我澄清一些關於毒廢物如何影響身體系統的困惑問題。我曾說過我花了很多時間在實驗室深入地摸索內分泌學這門科學，以了解能否用它來提供一些可供排除身體血毒的途徑。對我來說，新舊方法併用並非奇怪的事，因為我相信我們可以從被遺忘的歷史性醫學經驗和今日科學的探討中學到很多。

雖然我治療方法的基石源自希波克拉底時代，但是我從十七世紀的兩位偉大醫師席登漢和波爾哈夫那兒也學到不少。我發現其他歐洲和美國醫學界領袖不但沒有忽視或坦率地攻擊以前的醫學，還在巴斯德的獨斷論深得民心時大聲維護毒血症的理論。在一次世界大戰前的提爾頓（J. H. Tilden）醫師便是這樣，他是丹佛一所衛生機構的創始人，也是《毒血症揭祕》（*Toxemia Explained*）一書的作者，他的工具是齋戒、滌淨用的膳食和合理的生活。在他的年代，生化學還在襁褓時期，因此經驗就是他的最有力證明。雖然他行醫遍及全國，他的事業卻與傳統奮力作戰。正如奧斯勒所說：「傳統是服從者的鐵軛。」

後來喬治‧魏格（George S. Weger）醫師將「維護毒血症在疾病所扮演的角色」的棒子接了過來。他是約翰霍普金斯（Johns Hopkins）醫學院的畢業生，也是提爾頓的學生，他做過加州雷蘭一所很成功的衛生學校的校長，寫過《疾病的誕生和控制》（*The Genesis and Control of Disease*）一書。最近我很榮幸能分享這兩位偉人的光榮，因為我的名字在哥倫比亞大

學金水紀念醫院（Goldwater Memorial Hospital）的營養學會內
與他倆並列——「提爾頓—魏格—畢勒食物醫學講座」（The
Tilden-Weger-Bielor Chair of Dietetic Medicine）。

　　我只不過在這些先驅奠下的基石上多加幾塊磚而已：我用
化學和內分泌學的較新發現來澄清很多以前不能解釋的問題。
我想我應該提一提謎樣的膽固醇與動脈疾病的關係。很早以前
我就注意到膽固醇這問題了，那時它還未變得家喻戶曉。從原
有的研究中我找出哪些食物能供應造成膽固醇的化學原料，也
斷定了膽固醇的最重要功用是什麼。最可貴的是我發現哪些食
物可以造成化學上的純正天然膽固醇，和哪些會造成非天然而
有病態的膽固醇；後者在體內不耐久，因為它給動脈造成太多
的損壞。血管內如果沒有天然膽固醇，就好像一棟建築物用混
合不當的混凝土建造一樣，會腐蝕或崩塌。

　　傳統醫學走的是特定的路線，而我卻曾經摸索人跡罕至的
小徑，尤其是人體化學這塊。雖然有些保守的醫師懷疑甚或敵
視我的立論，我卻從不畏縮。因為我的理論有活生生的證據，
那些病患來找我時是生病和失望的，離開時卻身心健康都回復
了。我承認我的治療並不像拋藥丸進口中那麼容易和舒適，在
以稀果汁和菜湯節食時還要整日躺在床上休息，這樣的生活就
算僅僅數日也不好受，然後還要嚴格地戒食含澱粉或蛋白質或
脂肪或鹽的膳食（因病情而異），這更難以引起別人的興趣了
——但是這總比成為偏頭痛、消化不良或哮喘等的俘虜，而抵
著自我折磨的病軀捱過時日好得多吧！

　　我不在乎被貼上「爭議性」甚或更壞的標籤，因為本書的

大部份資料都是創新的，不受任何醫學思想的束縛。在醫學史上，很多治療的發展都是在那些故步自封的人強烈反對下成功的。瓦特・巴基荷（Walter Bagehot）告訴我們：「為接受新思想而帶來的痛苦是人性最大的痛苦⋯⋯不過，你最喜愛的觀念也許是錯的，你最篤守的信念也許是立足不穩的。」

不論如何，總有一小撮醫師是願意接受新思想的，而且人數會漸漸增加。醫學院教他們只可以用細菌的觀念來考慮疾病，現在他們發現身體功能異常能導致病態的鐵證後，就會重新訂正他們的思想。為了不因循舊習，他們將要遠離疾病的細菌理論；他們確實覺得這新的道路相當孤寂和不受歡迎，但這就是我多年的研究和經驗迫使我追隨的路。

我還是要小心地加上一句：因為你在這裡得到的都是新的和革命性的見解，同時，你的醫師在開藥時從不與你討論毒血症問題，所以你也許會懷疑我所提出的「錯誤的食物能引起疾病和適當的食物能治病」這個大前提的真確性。不過我可以保證：當你脫離藥物催眠後，你已在健康的階梯上踏出重要的一步。很多藥可以在剛開始時振奮你的精神，但不久刺激的增加只會淘空你疲乏的身體。

醫學史上對疾病的爭論，每一樣都有它熱誠的擁護者。我的敵對者堅信食物沒有為疾病鋪路，認為除了毒物外，身體對任何東西均能盡情利用。他們咀咒毒血症、腸內腐敗（intestinal putrefaction）、自動解毒（auto-in-toxication）等理論為「追求時尚」，而不願意真誠地接受它。

要指控就指控你自己

隆根‧克連登寧（Logan Clendening）醫師在其所著的
《人體》（*The Human Body*）一書中提出：「通常你想吃的對
你都有好處，窮理查（Poor Richard）有一句格言：『你喜歡吃
的就是營養的。』直覺是最聰明的醫師，胃口是一部高度靈敏
的儀器，也是一具安全羅盤。它使我們大部份人保持應有的重
量和力量。」

然而統計資料卻顯示美國人平均都是超重的，當他被世界
最大的食物供應站圍繞時，他的胃仍然會是靈敏的儀器嗎？一
般的美國人通常對「享受正常的健康」沒有觀念，他怎麼會有
呢？他們從來不知道這事：就像是疾病有不同的程度一般，健
康也有不同的水準。

路易斯‧赫伯（Louis Herber）在《人造環境》（*Our
Synthetic Environment*）一書中提出警告：

> 我們是以健康換取生存。現在已不再用精力旺盛、身
> 體健康的生活來衡量人的生物成就，而改用他在這個變形
> 的環境中生存的能力來衡量了。今天，生存往往會引起生
> 病和身體健康的迅速惡化，我們要準備接受年輕人就常有
> 的頭痛、消化系統毛病、精神緊張、失眠、長期「香菸咳
> 嗽」、滿口齲齒和每年冬天必有的呼吸痛楚等事實。我們
> 預料他剛到中年便有一個肥胖得像水桶的身體；他要是沒
> 跑幾碼路便喘不過氣來或者沒走幾哩便疲憊不堪，我們也

不會覺得有什麼特殊。

根據美國慢性疾病委員會（United States Commission on Chronic Illness）的報告：「1950年大約有兩千八百萬美國人患有……慢性疾病。沒有理由顯示這個數目會下降。」其他統計指出1950年後患有慢性疾病的人有可能比人口增加的數目來得更快。醫學界對這個可怕的數目知道得很清楚。對各種病患的情況做過多年的研究後，我相信**錯誤的生活習慣、倚賴藥物、錯誤的膳食和可憐的環境弄垮了身體的過濾器時，身體就自然產生毒血症而造成所謂的疾病**；因此疾病的基本成因就是毒血症，疾病的名稱是形容毒血症所造成的損壞。這個信念復古了，它反對試用強力而危險的藥物或冒險的開刀來克服疾病。我和你討論的毒血症治療法很簡單，不戲劇化，也不能在一夜之間成就；但是假如病患能與大自然和他的醫師合作，疾病就一定會被治癒。

今天，醫學的發展在指示自己用一個較為詳細的化學方法來檢查疾病，這個方法是根據一個比魔鬼、恐懼甚或細菌更合理的基礎來檢查的。我們是在逐漸返回詩人米爾頓（John Milton）所說的：「不要指控自然，她已盡了責，要指控就指控你自己吧！」

接下來，讓我們研究我們無可比擬的身體是如何抵抗疾病的攻擊！

第 **5** 章
消化：抗病的第一道防線

可口的東西在消化時是酸的。

　　——莎士比亞：《理查二世》（*King Richard II*）

　　在洛杉磯自助餐餐廳，有個圓而胖的人將玉米奶油湯、兩個白麵包捲、四小團奶油和一客肉醬通心粉依序裝載於他的餐盤內，然後目光停留在脆綠沙拉上，最後卻毅然選擇了蘋果派、冰淇淋、咖啡、糖和奶油。他的後面有一位瘦長機靈的人則選擇一碗菜湯、烤牛排、豆莢、一大盤青菜沙拉不加調味品、一杯脫脂奶和烤蘋果。

　　由此我們可以判斷人是肉食，也是草食的，同時是雜食的。人的身體是一部化學機器，可以接受所有餵養他的食物。有些食物被他用嘔吐和腹瀉方式拋棄了，有些則被他貯藏於脂肪儲蓄池中，有些經過辛勞和奇妙複雜的生化處理後，做為無數細小的細胞熔爐的燃料。如果剛餵下的食物放出的能量不夠高時，身體便會堅持要吃更多，於是冰箱就可能被搜掠一空

了。假如身體需要更多的食物而它的主人卻正在暴風雨的荒山
中迷路了，只有溶雪可吃，餓壞了的身體也毫無怨言地運用堆
積的脂肪；當脂肪用盡時，就以自己的組織作燃料；當能夠挪
出的每一點都用完了，機器就停止下來，接著便是死亡。假如
這引擎加了太多次錯誤的燃料，就會引起疾病和損壞。

消化的過程

消化系統事實上是一所化學精煉廠，它用自己的燃料，
利用供應給它的原料和蛋白質、脂肪、碳水化合物（澱粉和
糖）、維生素和礦物質等輸出能量。整個消化過程在消化道內
進行。成人的消化道含有一條長約30呎的空管，開口於嘴，結
束於肛門。食物在嘴裡咀嚼後就爲唾液所作用，廢物則自肛門
排出體外。這條連貫的管狀運輸帶，沿途有很多站可供微生物
化學師將食物分解、稀釋和溶解，且增添或減少一些化學品以
使食物爲身體所利用。

美國人所吃的食物，有些是天然和有用的，其他元素則
是無用或完全有害的。很多例子指出強壯和有彈性的消化系統
不單要配合現代生活的壓力，還要應付令人吃不消的食物：啤
酒、酒精、咖啡因、尼古丁及各種特效藥。這些特效藥名目多
如潮湧，專爲眞的或想像的消化不良或便祕而設計。

■酵素的參與

食物在口中遇上第一種消化酵素：一種高度分化的蛋白質

分子，其作用是當媒介物以幫助身體加速工作過程。（代謝作用是各種過程的總和，它依賴各種酵素將身體的燃料轉變為能量，所以酵素是生命的基本鑰匙。假如它們的反應受到干擾，細胞機器會熄火不動，疾病則隨之而來。）胃的分泌物、胰的酵素、肝和襯著小腸的腺體全都對經過的食物發生作用。

在口和胃所有要接受酵素、發酵劑和其他還原性媒介物作用的食物，在一張如數平方碼大的地氈上分散。這區域是小腸的襯裡，約26呎長，舖了數百萬葉狀絨毛，自小腸的黏膜裡突出，像小指頭般不停地前後擺動，就像是唱片的紋槽一樣，往往比一哩還要長。就這樣數百萬計的絨毛擴大了小腸的吸收面。天然糖（如葡萄糖）、人造糖、天然及非天然礦物質、脂肪酸和氨基酸（蛋白質）都在這片「地氈」上分散著。

當嚥下的食物在小腸發酵或腐化而使化學作用反常時，它的生成品一定會刺激脆弱的腸襯細胞。腸要是不嘗試盡快擺脫這些刺激物而造成腹瀉，就會讓小腸痙攣，以使刺激物不能再向前推進，因而形成便祕或腸道阻滯。

因此**小腸和它豐富的襯裡可以列為人體的第一道防線**，它的襯裡含有極端精巧與靈敏的細胞，用以抵抗非天然或有害的食物的吸收。經常吸收有害的元素，總有一天會發炎並破壞這些纖細的襯裡；那時絨毛內的血液便要因為裝載過多的毒物，而不得不讓毒物進入血流。

■吸　收

當消化了的食物散佈於腸的絨毛氈上等待吸收時，食物的

量和食物的質就成爲兩個亟需注意的問題。

　　食物吃得太多（例如本章開始時那胖子所選的）就會吸收太多（美國人的平均膳食中有40%是豐富而肥膩又難消化的食物），因爲絨毛沒有調節機制來指示它應吸收多少，結果，那人不是太胖就是生病。他的病可能是急性的，或者是慢性的，視內分泌腺而定。古羅馬人已經知道飲食過度的危險，他們嗜好享受，但是體驗到如果要保持健康或要繼續醇酒美人的生活，就需要忍痛捨棄在豪華酒宴中的大部份享受。於是他們在這種場合就僱用女侍托著容器來接盛他們嘔吐的穢物；也許他們很重視希波克拉底的警句：「太胖的比太瘦的先死。」

　　至於食物的質，很久以前我們已經知道「單一飲食」（mono-diet，也就是說每次只吃一種食物）對消化大有幫助，尤其是對衰弱或生病的人。現在雖然混合各種食物於一餐裡的方式仍然爲醫師們所爭辯，但是在歷史上，施行單一膳食的效果總是良好的。希波克拉底只調配生奶給肺病患者。許多現代醫師都遵守前輩如詹姆士·梳士巴利（James H. Salisbury）醫師的理論，他推薦只用肉食就可以解除很多疾病。威廉·博蒙特（William Beaumont）醫師是位年輕陸軍外科醫師，從1822年就開始做有名的胃消化實驗，他的實驗對象是一個名叫馬丁的獵氈皮者，此人的胃壁被子彈洞穿了。博蒙特從那洞裡觀察到今日稱爲「很平衡的餐食」吃下胃裡後，使胃痛苦的情形。他的書現在雖然難找，但仍然是研究消化學的巨著。

　　一天有三次或更多的「平衡」或劣選的食物進入消化道，除非絨毛發炎得很嚴重，否則當食物顆粒經過時，它會不由自

主地吸收它們。蛋白質、碳水化合物、脂肪和礦物質由此進入血液和淋巴，所以稱這些蛋白質和氨基酸是身體的建築單位。

淋巴球的重要性

■幫助碘化作用

我相信稱為「小淋巴球」的細胞會替體細胞搬運生長和生殖所需的食物。這些食物本質上是蛋白質，但是一定要由甲狀腺給予一個「碘值」，才能為體細胞所利用。這是在一個很神奇的方式下發生的，我們可以追蹤在體內馳行的淋巴球而知道是怎樣發生的。

每根絨毛有兩組脈管：血管和淋巴管。淋巴管給予淋巴球和其他白血球優先通行權，雖然在血管的血液中常會發現白血球，但淋巴管內很少有紅血球。

在消化進行中，大量淋巴球進入淋巴管。為了就近供應這些細胞，大自然便將最大的淋巴球製造器官設在近小腸處，它就是脾臟。它的功用是在進餐後派遣大批淋巴球進駐小腸絨毛，這些淋巴球在絨毛裡前進時，拾取氨基酸（也就是消化了的蛋白質），然後它們繞回胸管進入鎖骨下靜脈。胸管是通往鎖骨下靜脈的捷徑，淋巴球有優先通行權。甲狀腺將分泌物排入鎖骨下靜脈中，胸管也就在這個進口的上方加入，它們都盡其所有，將分泌物注入這條靜脈中。

於是淋巴球便暴露在甲狀腺的碘下，碘化了它們的氨基

酸，如此細胞才能夠生長和生殖。然後淋巴球循迴於血管或
淋巴管中，或者，在某種情況下，直接穿過組織到達需要它
的地方。因爲上天賦與它們變形蟲樣運動（譯註：ameboid
movement即似阿米巴變形原蟲的運動方式，自細胞質突出僞足
以爲行動之用，而無固定位置的運動器官）的功能，才能這樣
隨意活動。供應食物給細胞作養料和協助生殖後，淋巴球就回
到脾臟；在那裡解體或被再次分派至絨毛開始另一個循環。

　　假如讀者或醫學界朋友對這個解釋感覺奇怪的話，讓我
告訴你，當我首次在1928年12月出版的《實驗室和臨床醫學雜
誌》（*Journal of Laboratory and Clinical Medicine*）的社論中發
表這個治療方法後，總編輯魏倫・佛罕（Warren T. Vaughan）
博士就做了如下的評語：「畢勒醫師的假設是很具誘惑性的。
俗話說太陽底下沒有什麼新鮮事，我卻想不起來以前在哪裡看
過這個假設。」我相信這個假設是事實，因爲有很多實驗、觀
察和治療成功的例子支持著它。

　　**生命中有兩個時期需要比正常量多很多的淋巴球：生長期
和修復期**。從孩童的快速生長到青年末期，有所謂「孩童期淋
巴球增多」症候。在此期間，大自然額外設置了一個淋巴球製
造中心，這就是胸腺。青年期過後它便會萎縮。大自然考慮得
十分周詳，她將胸腺置放於靠近甲狀腺的位置，這樣，碘的浸
潤就很簡單了。

■保護作用

　　淋巴球的另一個令人迷惑的功用是，它能做爲保護細胞，

可以幫助修復創傷，病理學稱之爲「小圓細胞浸潤」（small round cell infiltration），見於發炎區域或毀壞組織的周圍。有趣的是受傷的細胞修復要比滋養正常或沒有受傷的細胞快速得多，修復作用完畢後，生長速率即又回復正常。

我相信修復與生長速率的改變，是由腹腦（abdominal brain）或腹腔叢的衝動所控制，它的命令則由交感神經系統拍發傳遞。很多科學實驗與觀察支持這個解釋：年幼的動物被切去胸腺後生長變得很遲滯；當甲狀腺因腫瘤而被切除或者是用竭了，這個情況就更爲嚴重。有些藥也能引起淋巴球退化，形成白血球過少症，使身體的營養、生長速度和組織的修復能力低於正常。其他的藥如沙利竇邁能強烈壓抑甲狀腺分泌，以致胚胎細胞不能生育與繁殖，造成無手、無腿或其他畸形的嬰兒。我相信其他的極端情況如淋巴球內的氨基酸或碘的過份飽和，也能引起癌症——一種由於局部性細胞的異常生長而造成腫瘤或惡性新生組織的病變。

消化道是養生之道

消化時，碳水化合物和多醣被還原爲葡萄糖，然後爲絨毛的血管吸收，並直接在肌肉燃燒。身體就是用這種方式接受它的肌肉的能和熱。脂肪也是可燃的，不過它們通常需在碳水化合物的火焰下才能完全燃燒，剩餘的脂肪貯藏於身體各處。這個生理事實，最令超重的美國人擔憂。脂肪、礦物質、微量元素（維生素）及碳水化合物對生命都極爲重要。

　　你的感覺——無論歡唱、嘆息或飲泣——都要依據你的燃燒系統工作的情形決定。所以約瑟夫・康拉德（Joseph Conrad）說：「你不能忽略良好的消化系統的重要性。生命的喜樂……有賴一個健康的胃；反之，一個不良的消化系統，會使人疑慮不安，孕育著死亡的思想和陰影。」每個醫師對那些抱怨有消化道毛病的人的陰影都很熟悉；被我治療過的病體，擺脫了它所擔負的毒物後，立刻便會有魔術般的轉機。

　　消化的整個景象是一幅大而複雜的油畫，在這兒，只能粗略地概括介紹。不過我已經在這章嘗試強調小腸絨毛所扮演的角色。它們的活力可以保障生命的健康，但是要維護它需要很小心地考慮所吃食物的量和質。既然身體或多或少是所餵養的食物的「產品」，那麼以膳食改變身體的化學程序不單是可行的，對病況也是最適合的。小腸以接受好食物或排斥刺激性食物（通常是嘔吐或腹瀉）的方式，做為保衛人體不受有害的食物或毒物傷害的第一道防線。

　　輕微的膳食錯誤不會立刻被察覺出來，但嚴重的卻會即時帶來懲罰。我的檔案中有很多病例指出身體是如何排斥不適當的食物，我舉一個例子來談。一位四十二歲的男士，參加了一個供應各種墨西哥食物的宴會，最後他以款式新穎的派做為尾食。因為當天沒有吃午餐，他承認晚餐時吃得很飽。當晚他就有嚴重的腹瀉；這表示他的身體是在利用第一道防線——快速排除冒犯的食物。當我替他診治時，他的腸子已因不小心的飲食而發炎。我囑咐他上床休息並以稀釋的奶及酵母做為以後48小時的僅有養料。他不渴望也不需要有其他的食物，我相信使

用藥物會使他原來的毛病更為複雜。不久他便完全復原了。他說：「是我的愚蠢帶來了這次疾病，以後絕不會再這樣了。」

製藥者和麥迪遜大道上商業電視台的廣告撰寫員好像是受到消化系統的困擾，藥店的架子上排列著專治消化功能不良的靈丹、藥丸和補充食品，美國人已經浪費了巨額金錢在這些產品上。如果他們對人體化學有少許認識，就會知道可以用膳食代替藥丸來治療消化上的毛病。當你可以從食物中得到同樣的天然化合物時，為什麼還要服用非天然的化學藥丸呢？

30-32呎長的消化道要長期為保護身體免受傷害而戰，此時肝臟是另一位能幹的盟友。下一章我們會討論這個非凡的器官如何做為預防疾病的第二道防線。

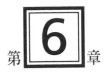

第 **6** 章

肝臟：抗病第二道防線

如果你在古巴比倫時代患重病，兼有僧侶身份的醫師會
叫你對著一隻羊的鼻子吐氣，然後他便宰殺那羊，「判
讀」你的肝臟，再預測你的疾病的結果。這些文明的古人
相信吐氣在羊的肝臟上不單會指示疾病的性質，還會顯
示復原的遠景。他們相信肝臟是所有生命功能的中樞，因
此神祇就選用它來顯示祂們的意旨。

—— **威廉・史奈夫利**（William D. Snively）

體內的化學大師

　　古人尊敬肝臟，並相信它不單是靈魂的中心（體內之
海），也是人體最重要的器官。可是在較新的世紀裡，肝臟
卻莫名其妙地受到醫學界的忽略。班哲明・密勒（Benjamin
E. Miller）和羅斯・古德（Ruth Goode）在《人與他的身體》
（*Man and His Body*）一書中說：「一世代以前的人體教科書

的作者，對肝寫得很少，只說它提供膽汁以助消化。今天，我們再次認清肝是一個最奇特的器官。……它並不像心那麼富於傳奇性，或是如腦那麼奧妙和神祕；但它有它獨特的地方。它**是身體的化學大師，也是燃料儲藏和供應處，管家，以及毒物的控制中心。**它默默地在辛勞工作，如果有需要，我們可以寫出它超過500種不同的功能。」

造物者也很尊敬這個體內最大（重約3磅）和最充實的器官，故給予肝臟特殊的保護：以強壯的橫膈膜肌肉和下肋骨保護，使肝不受傷害。它是一個極端堅強的腺體，能夠再造失去的細胞並重生被破壞的細胞。它平常只用五分之一或更少的部份來工作；癌症病患即使被切除了90%的肝，只要他還能活下去，這個腺體依然可以於日後長回原狀。因此它的潛力可以算是不朽的。然而長期以營養不良、有害的藥物、毒物和感染等方式虐待它時，它終究也會精疲力竭的。

人的原始環境和食物來自森林，不管是遠在一萬年前的人或一百萬年前的祖先，他的腹腔都同樣擁有一個肝，而這個肝的基本化學功能和森林人的肝沒有兩樣。人的食物和飲食習慣隨著文明慢慢改變，起初的食物是煮熟的、鹽醃的，後來是精製的和經過化學處理的；但是人的肝並沒有改變，它保持著文明前的古老模樣。

肝是人體的化學實驗中心和最重要的解毒者。它是那麼的重要，如果有數小時沒有了它，那人便會死亡。因此，外科醫師只能小心地看著它，除了偶然要切除腫瘤、膿腫和囊腫外，不敢輕易地碰它。任何對肝臟有深刻研究的人都知道它的活動

是如此的複雜與繁多，常使人迷失在它的迷宮內。因為肝臟對整個生物體很是重要，我便獻上大部份的時間循著原來的途徑研究它，發現它的功能有很多仍不為人所知。這個研究使我能為「肝臟衰竭」的病患開膳食配方，好幫助他們回復健康。

人體最大的鈉庫

鈉是人體所有鹼性元素中最為重要的，而我相信肝臟是鹼性元素——尤其是鈉——的倉庫。這是世界上最充裕的元素，也是維持體內酸鹼平衡不可缺少的元素。身體每一個細胞內都可以找到鈉，同時有大而密集的鈉貯藏中心以備急用。這些密集地區有很大的緩衝價值，而且可以暫時地中和及貯藏酸與腐蝕性毒物。重要的鈉貯藏庫有肌肉、腦神經、骨髓、皮膚、胃腸黏膜、腎臟與肝臟；其中以肝藏最為重要，它是所有器官中含鈉最豐富的，而鈉也是它主要的化學元素。因此，做為身體最大的鈉庫，**肝臟很明顯就成為人體的第二道防線**。

當肝臟為了中和它的酸而將鈉用竭時，功能可能受到嚴重的抑制而造成疾病。你知不知道：如果肝臟能濾去有害的毒物而保持血液清潔，那麼除非有意外，否則人可以長生不老？只有在肝臟的過濾功能受阻時，毒物才超越肝臟而進入血液循環中，才有疾病的症狀發生。這就是為什麼你一定要非常小心保護肝臟。

既然鈉對健康如此重要，我們怎樣才能得到它，又怎樣才可以保存它呢？鈉是人體必需的元素，我們從膳食中的鈉化合

物中得到它。它的最豐富來源是植物界，其次是動物的部份組織（例如肌肉和肝臟等）。你或許會說：「我不喜愛蔬菜，不過會吃馬鈴薯；我喜歡肉類，所以我沒有什麼好害怕了。」不幸的，事實並非如此。

要從你喜愛的肉類中得到鈉的價值，你一定要吃生的或盡量接近生的肉。很多人認爲生的或煮得很淺的肉難以下嚥。根據實驗室中的簡單尿液試驗不難證實，肉類烹煮愈久，便有愈多的腐敗酸出現在過份蛋白質化的病患尿液中。也就是說少吃蔬菜與沙拉而多吃烹煮過度的肉類的人，常會有一個缺鈉的肝臟。

膽汁：排毒大將

食物消化後所有自腸而出的血液，便沿著直接進入肝臟的門靜脈（portal vein）循環至肝。消化了的食物中有用的元素便被肝臟取走以合成新的身體組織，預備氧化的燃料和能量，並貯藏多餘的養份以備未來之需。

毒素和其他有害的物質被肝臟中和，且被肝臟的排泄性分泌物排除，這分泌物便是膽汁。有時因爲鹼性不夠，肝臟中和毒性物質的能力減退，於是有毒的膽汁便被釋放至小腸。當這些有毒的膽汁在小腸前進時，如果沒有引起足夠的噁心而以嘔吐的方式迅速排除，那麼大部份的有害物質便被再吸收。同時它也可能引致各種程度的腸炎。

有毒膽汁在腸內也能干擾有用的食物的消化，而造成有毒

的消化不良的產品，產生氣體造成腹痛。在某種觀點下，膽汁與尿液可以相提並論。正常時，它是鮮黃色，呈鹼性反應並對包容著它的組織無刺激性。生病時，它的顏色變深，而呈深綠或黑色時便最毒；此時，它對鄰近的組織有強烈的酸性和腐蝕作用。這深綠色的膽汁除了有害以外，並沒有其他用途。正常鹼性的膽汁是無腐蝕性的，幾乎可以與任何食物共存，但當肝臟為了中和毒素而排鈉出來，以致漸將鈉用竭時，膽酸內正常鈉鹽的形成便比較困難了。

當膽汁對覆蓋十二指腸的內容物實在是太富刺激性時，它便暫時被藏於膽囊中，慢慢地被中和。但是這有毒、帶酸並具腐蝕性的膽汁與很多食物都不能共存，反而使得肝臟、膽管、膽囊及腸發炎。同時它會回流至胃，如果它夠毒，便會造成嘔吐。

在十二指腸內不正常膽汁的刺激引起「膽汁燒灼」，結果導致難受而可怕的痙攣。這位受害者便急忙去找醫師，醫師替他照了X光片，照片顯示十二指腸變形，這通常被診斷為潰瘍。我自己的調查發現幾乎99%的X光診斷為潰瘍的，事實上都是膽汁燒灼痙攣。就像我們稱棒球是美國的主要娛樂一樣，我們也可以稱這種痙攣為美國人主要的疾病。為了減輕這些不適的症狀，很多人便配製普遍的抗酸藥丸、錠劑及藥粉。當然，膽汁燒灼而腐蝕成潰瘍是有可能的，但幸好這很少發生。真正的胃或十二指腸潰瘍很少，如果有，也很容易診斷出來；它常有出血情況發生，或經由嘔吐，或是從糞便排出血液。

當肝臟內可用的鈉排出太快時，肝細胞會死亡，形成疤痕

組織，它的末期是各種不同形態的肝硬化（或結疤）。但是在它產生明顯的症狀前，硬化的肝臟已嚴重受損了。

文明帶來的濃縮與合成食物應負起產製大量抗酸藥的責任，它們是以藥丸、糖果和口香糖的形態販售，這些藥物只能暫時減輕痛苦而不能剷除病因。

起死回生的肝臟

在我的檔案中有個有趣的病例，他是一位61歲的男士，療程開始時，他的腎與肝的功能都不好，由於腳與腹部浮腫，他已有兩年不能下床了。他的腹部很大，腎上腺既強壯又活躍；有時他會變得不可理喻。他的尿液有濃黑色的糖蜜，而且滿是膿、蛋白素與圓柱體（casts）。他常常小便但是尿量很小，血壓是210/110。由於腹部的液體（腹水）壓迫著橫膈膜，他呼吸非常困難。

但是他很堅強，並決定要恢復健康。幸而他有位非常可愛而且一絲不苟的女兒，一天24小時地照顧他。他的飲食歷史顯露出是個吃很多澱粉與甜點的人，除了早餐，每餐都有麵團、蛋糕、餅乾和糖果。在極不情願的情況下，女兒開始控制他，有數週只給他稀釋的果汁。我插了他一針以排出腹水，排出的液體注滿一個5加侖的浴盆。腹水全部抽出後，腹壁變得非常鬆軟，腸、肝、脾臟也摸得出來了。摸得到的肝臟有一顆大橘子大小，硬而呈結節狀，有相當程度的硬化現象。

我行醫那麼久，還從未見過情況如此嚴重的病患也會復

原。三星期後，他腳部的水腫消失了，但腹水卻慢慢再次積聚。他的尿液變為淺色，尿中蛋白素減到很少，圓柱體也消失了。我給他吃易消化的蛋白質、熟的和生的蔬菜以及水果，但禁食澱粉與甜點。他曾經反對，但數週後同意依照這規則進食。六個月後，他的尿液已沒有蛋白素，而且可以與孫兒爭辯了。

在頭一年，我還需每個月為他的腹部放水一次，每次都排出約5加侖的液體。在那時，他開始可以在屋內或花園中做些輕鬆的工作。第二年每兩個月才抽一次，第三年每三個月一次，抽出來的水平均只有2-3加侖。而到第四年，就不必抽水了。

由於大量的腹水使腹部膨脹，他的腹部肌肉因此很衰弱。我警告他可能有臍疝氣（umbilical hernia）。此時他的一般肌肉組織都很好，而且我從未見過如此柔軟、有彈性、滋潤與白皙的皮膚。有一天，即使戴了腹部支撐物，他卻執意要搬動一塊過重的石頭。兩天後他叫我去，我發現到一個絞結的臍疝氣，動手術後，他很快便完全復原了。雖然他的小腸約有24吋已呈深藍色，但還不需要切除。現在距離開始替他醫治已有十二年了，他可以忙碌地工作：除了照顧自己的園子外，還照顧兩位鄰居的花園。他現在73歲了，從不發牢騷，而且從種種跡象看來，他的肝臟已回復正常的大小，也不再堅硬了。

我的檔案中還有一個較為簡單的病例：一位35歲的男士，埋怨身體十分虛弱、頭暈、噁心、嘔吐而且沒有胃口。實驗室檢查的結果發現他有肝臟毒血症。他頹喪，不能入睡，看來實

在可憐。我要他臥床五天,並以稀釋的蔬菜汁齋戒。那段時間
過後,他肝臟的功能已經回復,因此又可以吸收正常的食物
了。在限制飲食時我告訴他:食物與營養是兩樣不同的東西,
人所得到的滋養,不是看他吃的食物多少,而是與他所能消化
及吸收的東西成正比。

　　**肝臟是人體中主要的解毒器官,又是一位默默地施行化學
法術的化學專家;它同時又是過濾器**,所有的東西在進入循環
之前,先傾入這過濾器裡,再找尋進入身體的途徑。**只要肝臟
的功能完好,血液就能保持純潔**;當它受到損害時,毒素即進
入循環系統而引起刺激與破壞,最後終致死亡。

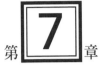

第 **7** 章

內分泌：抗病第三道防線

生命大半是化學過程。

——威廉‧梅約醫師

荷爾蒙：血液中的生化使者

　　肝臟扮演著廢物清理者的角色，這對健康十分重要。當它不能過濾血液時，可預料毒性物質將進入循環系統，因而激發抗病的第三道防線內分泌腺的作用，協助身體中和及排除因蛋白質、糖、澱粉及脂肪的消化不良而造成的刺激物。

　　要了解內分泌腺體抵抗疾病的神奇功能，我們必須知道它們的構造和所扮演的角色。這些稱為內分泌腺的細小組織是一種無管腺，不同於汗腺或淚腺等外分泌腺，它們並不把分泌物注入分泌管中，而是把它們製造的特有物質直接送到血液裡。這些由各個內分泌腺分泌出來的特有物質便是激素，或稱荷爾蒙，也就是血液中的生化使者。就算只有極微小的份量，也具

有令人難以置信的潛力,它們引導及調節很多生命中精細的生化作用。

體內有許多腺體,我們在這裡只討論三個:**腎上腺、甲狀腺和腦下垂體**。

最令人驚奇的是,莫過於這些超強的腺體竟然如此細小。甲狀腺的體積算是巨大的了,但重量不過1盎司(約28公克),副甲狀腺則微小到難以察覺;腎上腺只有一粒利馬豆的大小;而腦下垂體約有0.5吋長,但它除了進行自己的重要作用外,還要調節其他的腺體。

這些腺體雖然細小,影響健康及疾病卻很大。約翰霍普金斯醫院的萊威連·巴克(Lewellyn Barker)醫師對它們所作的結論是:「我們的身材、面形、手腳的長度、骨盤的形狀、皮膚的顏色與質地、皮下脂肪的量與其位置、身體毛髮的數量與分佈、肌肉的張力、聲音和喉頭的大小以及身體外表對情緒的表現等,大部份都在發育初期時,或多或少地受到內分泌腺作用的影響。」

■腎上腺:維持生命最重要的腺體

毫無疑問地,腎上腺是維持生命及健康最重要的腺體。它剛好位於腎臟上方,由兩部份腺體組成:內層稱為髓質(medulla),外層稱為皮質(cortex)。

腎上腺的皮質是交感神經系統的一個主幹,控制及調整身體中很多意識和無意識的功能,我們對它與腹腔叢的多種關係已完全清楚了。胎兒七個月大時的腎上腺與腎臟一樣大小,出

生時則比腎臟稍微細小；以後則慢慢地縮小，老年人的腎上腺在屍體解剖時已難以分辨了。我曾說過，人的血液中如果沒有腎上腺的分泌物，便沒有生命。事實上，醫師都曉得如果腎上腺出血便會導致突然死亡；我們也知道愛迪生病（Addison's disease，腎上腺的慢性退化）的患者會逐漸地步向死亡。

生命本身的化學要倚賴氧化作用，腎上腺的分泌物就是使體內細胞得以實行氧化作用的激素。是腎上腺決定應否燃起生命之火。雖然現在我們尚未發現腎上腺的全部生理上及化學上的功用，但比較重要的卻已經研究出來了，最新的研究結果記錄如下：

1. 控制所有人體細胞的氧化作用，並調節：
   a. 神經的能量（在腦和神經組織中磷的氧化作用）。
   b. 體力和熱量（肌肉中碳的氧化作用）。
   c. 一些器官的特別功用（肝和腎的氧化作用）。
   d. 每個體細胞的生命（沒有氧化便沒有生命）。
2. 控制下列肌肉的基調（tone）：
   a. 隨意肌（體力）。
   b. 心肌（循環，血壓）。
   c. 不隨意肌（蠕動，子宮的基調）。
   3. 控制血液中紅血球和白血球的數量。
4. 控制凝血（副甲狀腺可能也有幫助）。
5. 控制身體的免疫程度。
6. 控制紅血球的沉降速率。

■甲狀腺：天然的步調調整者

一位母親驕傲地向我說：「醫師，強尼像我一樣的有衝勁，有力量，但瑪麗就像他爸爸一樣遲鈍而文靜，這是不是都要歸咎於腺體呢？」

事實上不完全是，其中有很多複雜的因素，但很可能是瑪麗的新陳代謝速率與強尼的不同；而負責使體內細胞機器或開蕩或危險地飛馳的，是甲狀腺，或稱步調調整者的腺體。蝴蝶狀的甲狀腺位於頸的底部，剛好在喉結下方，分成兩葉，中間以一峽相連。雖然早在1656年便被命名（源自希臘文，意即盾牌），但我們卻是在最近幾十年間才對它做徹底的研究。除了助長細胞繁殖外，甲狀腺還可調節下列各項作用的速度：

1. 所有身體組織的氧化作用。
2. 修補受損或有病的身體組織。
3. 自肝臟釋出糖到血流中。
4. 心跳。
5. 腦部及特殊的感覺活動。
6. 正常細胞的生長。

■腦下垂體：腺體之王

古羅馬名醫蓋倫對腦下垂體的功用有個很怪異但錯誤的想法：他以為這個腺體之王是腦部排除廢物至咽喉的過濾器。一千五百年來，醫師們都接受了這個奇怪的錯誤思想，甚至直到現在，我們也還不太清楚腦下垂體的功用。它的繁複就連最熟巧的內分泌專家都會迷失在這小僅半吋的迷宮裡。雖然他們

不一定完全明白是什麼使它如此惑人，但仍然認為它是十分神奇的。如果要專家選出腦下垂體最重要的功能是什麼時，他們會像小孩把鼻子貼在玩具店的櫥窗玻璃上一樣，無法選擇。

　　腦下垂體位於腦的底部，狀若一粒櫻桃輕掛在樹幹上，並藏於一個剛好就在眼球後方的骨洞裡，這個骨洞稱為蝶鞍（sella tursica，亦稱Turkish saddle）。這個腺中之王特有的功用是推動內分泌系統的其他成員，忙於生產它們獨有的荷爾蒙。腦下垂體分為三部份，前部純粹是腺體的功用，它把內分泌物送到血液裡。這種內分泌物能：

1. 決定身高和體形。
2. 決定智力和較高級的腦皮質活動的高低程度。
3. 在一個尚不太明瞭的情況下控制性功能。

　　腦下垂體的中間部份含有中間管，管內襯以兩端有纖毛的神經細胞，血流經過時會波動而可測出血中的化學成份。這種器官在我們人類的遠祖──某些魚類──中特別發達，它們可以測定海水中的化學成份。同理，在人類，這個器官是用來測驗血中的外來毒素，以警惕防衛機制起來抵抗。

　　腦下垂體的後部其實是腦一個微細部份的向下伸延，因此具有很多高度特殊化的神經細胞，這些細胞含有豐富的荷爾蒙，能刺激交感神經系統，增加平滑肌的張力和收縮力。

由腦下垂體發號施令

　　現在我們已明白三種內分泌腺的工作了，但是它們如何成

為身體抗病的第三道防線呢？

要明白這個我們必須再談談腦下垂體。它可說是身體中的「看門狗」和「中央電訊局」：這個小型但很具威力的腺體之王只有小指尖般大小，對人類卻無比重要。當大自然把它藏在頭顱的深處時，就已很聰明地給了它一種保護。若這個細小的腦下垂體失效，生命便會逐漸趨向死亡，因為很多重要的荷爾蒙都是由它分泌的。

腦下垂體的中間部份充滿血管，內襯以邊緣具有纖毛的特殊神經細胞。這些纖毛是偵察器，可以分析循環中血液的化學成分。如流經此處的血液含有毒素時，它便會發出一個傳至甲狀腺和腎上腺的訊號，然後這兩者便與腦下垂體構成抵抗疾病的第三道防線。

危急時，腦下垂體會指示甲狀腺及腎上腺開始清除血液中的毒物，甲狀腺與腎上腺便導引毒素進入它們唯一能走的路：甲狀腺會導引排泄物經皮膚、黏膜和漿膜排出，腎上腺則使其透過腎臟和腸排出。

要解釋這種由清除高濃度毒素所造成的病情，可以支氣管炎為例。支氣管炎是一種經由支氣管黏膜的漿液性滲出作用，此病的特徵是劇烈咳嗽，也是大自然要驅逐滲出的毒物的嘗試。這危機過後，肺部還會發炎數天，但經過這種替代性排除後，病患才能享有較佳的健康，直至毒素的濃度再次升高為止。

你一定見過面部及頸部呈現甲狀腺腫（goiter）病徵的人吧，我有一名48歲的女病患有這樣的症狀，她抱怨很虛弱、流

汗、心跳很快、凸眼及腿部水腫。這是典型的突眼性甲狀腺腫
（exophthalmic goiter），她的甲狀腺被毒血症過度刺激了。
我於是再一次的證明中和血毒可以治病的道理。這種病並不容
易醫療，而且要有長時間的床上休養。因為是甲狀腺過於活躍
而加速了代謝反應之故，所以要在休息中配合有中和作用的膳
食，而膳食的性質則視病患的情況和消化能力而定。這名病患
需要在床上休息六個星期，膳食是生乳及熟的和生的非澱粉類
蔬菜，牛乳的份量則依病患每日的情形決定。最後他可以完全
康復。

　　我正在處理的一個病例是一位44歲的男士，他對治療正
有所反應。大約在八個月前第一次看見他時，他難以入睡，因
為他的甲狀腺作了肝臟的替身，變得過份活躍。當時他十分
沮喪，但是他只以蔬菜汁為食齋戒了四天後，便開始可以睡覺
了，而且甲狀腺機能亢進的痛苦症狀也漸漸消逝。

　　讓我再次強調，消除毒素的途徑主要是依內分泌腺的能力
等級與潛力而定。如果最強的是甲狀腺，我們可預期替代性的
排除經過皮膚而進行，不管是經外皮（皮膚）、內皮（黏膜）
或是中皮（漿膜）。如果較強的是腎上腺，則替代性的排除便
可能在腸或腎臟進行，或者由於腎上腺反應的影響使有毒物質
在肝臟被過份氧化而燃燒，故常引致體溫升高或發燒。

　　有兩個主要因素決定內分泌腺的潛力。一是**遺傳**，二為**腺
體被化學**（飲食）**及情緒干擾後的狀況**。哪一個腺體在危急之
時有最大的潛力，便決定替代性排除的途徑。但我必須說明，
常使用同一途徑作替代性排除會引致這個途徑的萎縮和退化，

終至慢慢消磨掉腺體本身的能力。

　　當人在有害飲食及放縱感情方面不超越天然的界限時，做爲第二道防線的肝臟可以使一般的循環保持純正，在如此理想的情況下，你可以想像到生病是不可能的。換言之，個體對疾病會是免疫的。

第 **8** 章
醫師眼中的你

雖然身體狀況與行為及個性無關的話簡直是荒謬透頂，
卻廣被接受。你的大體才是真正探索你的性格的線索。

——**爾尼斯特・胡頓**（Earnest A. Hooton, Ph.D.）

病患是獨立的個體

　　每天都有各種形態與特質的病患來到我的診所，在記錄一名病患的病症之前，他的表現已經給一位有經驗的醫師很多他的健康情況的線索。每名病患都有些難以明確說明的狀況異於其他病患，就生化學上而言，我們的身體也是個自不同的。我們特有的蛋白質、組織、細胞和血液都沒有完全相同的，它們是隨著遺傳、疾病的狀態、血液的組成及很多其他的因素而改變的。因為每一個體的內在環境與其他的完全不同，因此對外在環境的反應也就不同。

　　醫師常會找尋一些把病患分類的方法，以便於治療。但是有很多過勞的醫師，雖然他們知道每名病患都與眾不同，還是喜歡將印刷好的「低能量膳食」遞給過份肥胖的人。聽過我以膳食治療各種疾病的同事常常向我提出：

　　「請你給我你的偏頭痛膳食表。」

　　「我知道你有治療關節炎的膳食表，它是怎麼樣的呢？」

　　「你給糖尿病患者吃什麼樣的東西，而使他們能夠不用胰島素呢？」

　　「你對胃潰瘍、高血壓、癌症等等疾病，提議什麼特別的食物呢？」

　　對每一個病例，我的回答都是：「對這些疾病，沒有一種可供你印出來或拿出來的膳食；你得將病患介紹給我，好讓我替他檢查，才可以為他個別的情況草擬一份膳食表。」隨便配定膳食與倚靠所謂營養學家的全面膳食同樣是不科學的：那些營養學家往往將神奇的療效歸功於他們高價出售的神奇食物。

　　病患和朋友常問我該吃些什麼，好使他們在老年時可以有和我一樣的能力，如爬山，及應付每日工作的負荷，並在任何年紀都能熱愛生活。當然我並沒有這種祕方。老實說，我並不像他們所說的那麼特殊，但做為一個個體，我卻大大的與別人不同。做為一名醫師，我嘗試超越那些明顯的疾病，我必須從醫藥叢書中描述的種種疾病裡辨認出病患罹患的是什麼病，我必須盡量研究我醫治中的病患，了解他的狀況。如果可能的話他的病症必能解除，並且治癒。

　　這就是這本書為什麼要保持一般性的原因。它並不是一種

治病的膳食，所有的公式、膳食和指導都是一般性的。書本的醫術是絕不能行醫的，應該依靠的是對病患的小心研究，以及實驗室的試驗等等。研究病患，和他們交談並做試驗以後，我就可以決定他的身體是否有毒。如果有，我就先開配一種特別的膳食表以清潔他的系統，然後開始草擬另一種膳食表以重建病患的身體。這方法是依照他身體的狀態和毒血症的性質多方面進行的，因此要醫治他，我必須個別研究他，記錄他對各種不同因素的抵抗力，並了解他現在及以前所過的生活。因為他是一個獨立個體，所以他的治療也應是獨特的。我不能像一名成衣推銷員般的，使各種身材的人都適合穿他的外衣存貨。

人體所含的氨基酸，或稱建築單位（building blocks），是複雜人體的最佳說明。這些氨基酸都是從膳食中的蛋白質獲得的，字典中有數千個字由26個英文字母所組成，同樣的，蛋白質則是由二十幾種氨基酸以數百萬種不同的組合方式構成的。嗅覺靈敏的狗，可以從數百人之中找到牠的主人，而母海豹也可從數千隻酷似的小海豹中找到牠的幼兒，因此，從氣味或味道上看，沒有一個人的蛋白質和其他個體組織中的蛋白質完全相同。同時，他的身體是由疾病、所吃的藥、遺傳及其他因素所改變；那就是為什麼不同的個體對疾病、藥物及膳食的反應都不大相同。

由於這種獨立性，也就不能以如何治療各種疾病為題而著書。但是仍然有醫師寫下這樣的書，這些作者大多是以自己的經驗做為寫作的範圍。例如，一個醫師病了，他以胡蘿蔔膳食恢復健康，因此他相信可以用「吃胡蘿蔔過活」的方式拯救世

界。

自療：治病的原動力

在醫師診所中的病患只有一點相似：他們不到受疾病襲擊時是不看醫師的。他們主要是希望得到解救，從痛苦、失眠、消化不良中獲得解救。醫師被認為應該而且可以很快的拯救他們；不幸的，除了刺激或壓抑外，沒有「即時解救」的方法，而這種治療是鞭策或麻痺內分泌腺（通常都是腎上腺）的結果，使產生暫時性健康愉快的效果。刺激或壓抑都是不健康的，晚上吃安眠藥，早餐吃活力丸，白天吃鎮靜劑，這些都是不健康的，而我相信使病患健康是盡職的醫師應該努力爭取的。

從某些方面來說，病患自己也應該被譴責。他們希望康復，馬上將加在他們身上的痛苦解除，他們也希望能夠以某種方法度過白天和晚上，使他們比較好睡，但並不是真正關心自己的健康。如果醫師以另外一種方法行醫，向受苦者解釋他的生理化學有毛病，在他能永遠解除病症前先要改變他整個化學程序……病患聽後馬上會變得不耐煩。消除體內代謝的毒物是一種緩慢的過程，而病患已經對自己憤懑了好一段日子，卻希望醫師在數週內即可使他們變得輕鬆活潑。

大部份的病患都不喜歡長期性治療，因為他們仍然深深服從迷信、神藥和（手術）刀；他們不關心真正經歷燦爛的健康，他們所追求的就是我前面所說的「馬上中止他們的病

症」。如果這個醫師不給他，他可以從藥房中獲得，甚而到處找尋其他的醫師。他們不明白，恢復健康是一種過程，需要一整年或是更長的時間；但他們該知道當得了嚴重的結核病時，通常都要在療養院裡住上數年。

每一位醫師都知道人有隱瞞疾病的傾向，根據史帝文生醫師所說的：「這種反抗性的原因在於，大部份的疾病開始時只稍稍改變了正常功能，但是一般人都太過關心自身功能的正常度，對他來說疾病並不是和健康的生活告別，而是他一向愉快的生活受干擾。只有當他曉得疾病已大搖大擺地侵入了他日常生活的範圍，他才知道疾病的存在。雖然如此，他可能還是輕忽這想法，認為不會有什麼嚴重的事情發生在自己身上，常常要拖到牧師比醫師更明顯的指出這種情況時，他才承認生病了。這樣，許多光陰在我們認為是健康的終結和我們確認是疾病的證據之間蹉跎過去了。」

許多病患來找我是因為他們對處理疾病的傳統方法感到失望。他們特別是為飲食的改進而來，因為他們猜想食物對自己的不適與病症有很大的關係，然後他們會趨向於遵守某種飲食的勸告。**除非一個人已經了解改進對食物的選擇可以獲得身體健康的快樂、清晰的神智和充足的能量，否則他就沒有改變舊飲食習慣的動機。**一旦遵守限制只吃少量的微烤瘦肉及大量蒸煮的蔬菜、新鮮水果及蔬菜沙拉、全麥麵包和生乳，他將驚訝於自己健康的改變。而當他的味覺被再教育以欣賞這些食物的清淡味道時，他將不會懷念胡椒、鹽、醋、醬料或芥末等的刺激，以及以甜可樂飲料或咖啡、茶將食物沖下。

　　我發現大多數人對膳食的概念都很模糊，可能比一般的醫師更模糊，而醫師對膳食的概念已經夠模糊的了。我發現我必須將這些小心的解釋給病患知道：我給他們肝臟的圖片，我描述那重要器官的功能及其他內分泌腺的作用。而我發覺大部份人都為這些知識所迷惑。我給予病患參與治療自己的機會，這樣他們會比較合作。我強調他必須自己醫治自己，我除了幫助調節特定食物及治療外，不能再做其他的事了。我指出只要治療好身體的毒血症，他就不需要像是在擺脫毒血症時那麼嚴謹地遵守膳食規定。治療是內發的，大自然影響他，醫師只不過是與大自然合作，必須引導他的病患修正偶然造成的錯誤步履，並處理他特有的問題。

以內分泌腺分類個體

　　當一個有病的人首次走進醫師診所時，他並不知道外表已提供了他的疾病線索：他行為舉止的形態，哪一種機能疾病可能影響他，以及時間如何對待他等等。而這就帶引我至「身體類型」的題目上。

　　每一個剛出生的嬰兒都是獨一的，在數十億人之間，沒有哪個人與其他人有著相同的基因及解剖構造。這些基因及構造的變化是無可估計的。由於這些個體分別差異的巨大，我們有林肯、希特勒、甘地和開膛手傑克。人類可能有相同的態度反應，因為他們是屬於同一類的組成。

　　古時候的醫師依照個體的外形（肥或瘦）或氣質（易怒

的、遲鈍的、熱心的、悲哀的）訂了一個分類系統。希波克拉底依照血液、痰及膽汁的顏色將人體分類，同時告訴學生一定要觀察人體的構造才可以做準確的診斷。

很多醫學研究者想出各種身體結構——「身體類」的系統，希望嘗試將人類分成細小的部門。威廉·謝爾頓（William H. Sheldon）醫師在他精確的《人類的地圖》（*Atlas of Men*）一書中大致將身體分成三類：肥胖的內層型，肌肉的中間型，和瘦的外層型。但是這種分類並沒有告訴我們個體的分別——我們從龐大的基因摸彩袋中每個人得到獨一無二的分類。

如今有比較新的科學——內分泌學——給我們分類人類的方法（內分泌學是來自兩個希臘字「內部」及「分離」）。過去的人嘗試摸索了解這些重要的內分泌腺的功能，但是經過多年辛苦的工作之後，內分泌學才打開了它神祕之鎖。自從稱為荷爾蒙的內分泌物真正的決定了個體的體能型及神經型（荷爾蒙一詞來自希臘文的「激起」），自然的我們就跟隨著內分泌學提供的最佳方法分類。

雖然仍有很多內分泌腺尚未為人所知，我們還是可以依照控制人體發育的內分泌物來將個體分類。個體和家族甚至種族及民族，他們的內分泌物都有一定的特性，這代表了他們種族的、民族的、家族的和個別的性質；而具體的特性，則使他們與其他人有所不同。

我們知道身體有許多神祕的狀況，都是內分泌不平衡造成的。不幸的，大部份的醫界人士，也同樣的為如何治療這許多不平衡而困惑。這些醫師大大地喪失對內分泌學的興趣，因為

內分泌腺的治病功能令他們失望。活力依靠內分泌腺的正確活動，因此他們將荷爾蒙做為活細胞的刺激劑。如果病患的腎上腺及甲狀腺虛弱，他們想到供應些甲狀腺及腎上腺的抽取物；但是當這些抽取物不能達到預期的效果時，這些醫界人士對內分泌學便失去了興趣。他們完全忽視了人體最大的內分泌腺是肝臟，也不了解如果能讓不健康的肝臟回復正常功能，很多其他內分泌腺的干擾都可以得到澄清。

當內分泌學的科學夠進步，我們發現內分泌腺應該對不正常的巨人症、侏儒症、呆小病（cretinism）、黏液水腫（myxedema，甲狀腺的功能完全缺乏）、肢端肥大症（特徵是巨大的頭和腳等）和各種類型的極端肥胖等負責。由實驗室內將動物的某些內分泌腺切除，我們認識了許多內分泌腺切除的影響，同時觀察出生長改變和過份刺激各種內分泌腺引起的氣質變化。最主要的是可以確定及了解很多疾病的成因和進展；這些疾病的特性，由因內分泌腺控制替代性排除路線而產生的病症所顯示。

內分泌學將人體分成標準的腺體型類：**腎上腺型、甲狀腺型、腦下垂體型**，以幫助診斷及醫治疾病。

腎上腺型：強壯而隨和

有關腎上腺型人的特性，大部份資料都是從四方面的研究而得，他們是：受愛迪生病之苦的病患，切除了腎上腺的動物和人類，動物的選種，和有腎上腺腫瘤的病患。動物中如矮腳

馬、短角牛和鬥牛犬等，都是經過小心育種以增加腎上腺的能力，這有助於對人的觀察。

檢查典型腎上腺型者的身體顯示下列的特性：

‧ **毛髮**：頭髮粗而捲曲，體毛粗而濃，特徵是常有「長毛猿」的外表。
‧ **容貌**：粗獷而厚重。
‧ **眼睛**：虹膜顏色濃：深藍、咖啡或黑色，瞳孔小而靈活。
‧ **前額**：低，通常有較低的髮線。
‧ **鼻子**：生長良好，有大鼻孔。
‧ **嘴唇**：豐滿，顏色深而溫暖，這是因為血液循環充足。
‧ **牙齒**：大，尤其是犬齒，顏色黃，質地堅硬，且不易齲齒；牙豐滿而呈圓型排列；第三大臼齒（智齒）通常都是正常地生長。
‧ **舌頭**：薄、闊而乾淨，乳突粗而厚。
‧ **上顎**：弧度低而寬闊。
‧ **頭蓋骨**：太陽穴之間寬闊，下顎沉重、堅固而常常前突。
‧ **耳**：耳垂厚、大而長。
‧ **皮膚**：厚、乾而溫暖。
‧ **頸**：粗而短，深具水牛型的特色。
‧ **胸部**：寬而厚大的心和肺。
‧ **腹部**：大而厚，常會凸出。

- **性器官**：大。
- **四肢**：粗而短、手指與腳趾粗而短、指甲短而厚，缺少月牙（moons）。

腎上腺類型的人體力好像用之不竭，交感神經系統的神經反應也一樣，這就是神經組織內磷的完美氧化的結果。肌肉系統內的碳氧化，給了腎上腺型的人溫暖，所以體溫很少低於37.1℃，手和腳常常都暖和。由於食物中毒素的消化和解毒都要倚重肝和腸內的氧化作用，而典型腎上腺型的人有完美的氧化作用，所以他的消化也是完全的。事實上，他可能常自誇可以吃任何份量的食物而不會感到不適。在肝臟裡，外來的尿酸產品和吲哚酚（indoxyl）化合物的毒性完全被解除，而不會積聚在血液或尿液中。

骨骼肌發育良好，有很好的肌張力，腎上腺型的人根本不知疲倦為何，他的肌肉耐力驚人，不隨意肌的完全和快速的蠕動，就是它的肌張力完美的證明，也因此引致每天數次的排泄。他可以吃最差的食物組合而沒有不良的反應，因為他的胃的運動力太好了，所以當大部份食物轉入小腸時，有部份可能塞到一旁去了。這種能力已被放射線的研究和洗胃證實，當一名腎上腺型婦人懷孕後，分娩時通常只有一次長而穩定的陣痛，而後孩子便出世了。

他的血液品質也有特性：有輕微的紅血球過多症（polycythemia），而白血球減少症（leukopenia）是永不會發生的。血量豐富，呈紅色，易凝血塊，致命的出血很少發生。抵抗細菌侵入的免疫力驚人，典型腎上腺型的人很少被感染，即使性病

也不例外。紅血球的沉降速率比正常的低,常常在檢驗一小時後都不見沉降。

腎上腺型的人常有遲鈍的脾性:做事隨便,高高興興的,不易發怒,不會失眠、害怕或「自腳底冷起來」。他會放棄自己的意見而避免爭吵;通常他的朋友圈很大,因為他是熱心的和為同情的「氣團」所包圍的人。

絕佳的循環給予他溫暖和有磁性的手,所以,他是成功的按摩師和有吸引力的醫療者。腎上腺型的人有溫暖的手而且熱心,很適合當醫師;但不幸地,他們常因為不夠聰明而未能進入醫學院。如果有足夠的衝勁,他們會成為「非正規」的醫師或醫護人員。強健的腎上腺型的人只要幸運地擁有「腦」——好的腦下垂體,就會成為成就卓越的醫師。

甲狀腺型:瘦長易興奮

甲狀腺型的人身體檢查顯示出下列的特性:

- **毛髮**:頭髮纖細如絲,體毛除了陰部和腋窩,其他地方很難發現,因為它是如此的微細與稀疏。
- **容貌**:精緻、造型精細,通常都很美麗。
- **眼睛**:大而稍微突出,這一型是「深情的」。
- **牙齒**:排列很擠,大小中等,梨白色,軟而不能防蛀;牙的排列常是V狀而不是圓型;有部份已長或未長的第三大臼齒。

- **舌頭**：適度的厚薄和長度，有精細的乳突，感覺靈敏。
- **上顎**：高，比較呈V型而不是弧型。
- **胸部**：長而瘦，心臟比正常的略小；女性的胸部有優美
  的形狀，乳頭比腎上腺型的敏感。
- **腹部**：長而薄。
- **性器官**：中等大小，它們的敏感度補償了它們的細小。
- **四肢**：造形精細，高貴的手，美麗的手指，形狀姣好，
  既不粗短又不太長。

甲狀腺型的人最顯著的特性是**易興奮而神經系統極端敏感**，他是「賽馬」型的，相對於腎上腺型人的「矮腳馬」型。因為甲狀腺型的人所有感覺器官都十分發達，所以他是瘦長、有力、不眠不休、快捷；經常在跳躍、聆聽、注視和嗅味。心跳常高於每分鐘72次，神經系統的微小震動也會使他的脈搏跳動增快。

同時，隨著心跳的增加，唾液腺、腸腺、肝臟、腎臟和汗腺的分泌也增加。肝臟將血液中的糖很快的排除，如果胰臟保持血液濃度的功能減弱時，便會產生糖尿病（尿中有糖）。由於代謝率的增加，身體會因「燃燒」而損失體重。甲狀腺型人的思考是最有趣的了，通常數個思潮同時圍繞著他，使他很難集中精神。他常常感到疲倦，並對他周圍的事務、家庭、朋友、工作感到不滿。

在腎上腺型中我們說過腎上腺素決定要不要燃燒（氧化），而甲狀腺則決定燃燒速度的快慢。

甲狀腺型的女性，尤其當該腺體受到過度刺激時，可覺察

到經期的縮短；有時甚至可由28天縮短至14天。她們的妊娠期亦較短，由280天縮至270天，甚或更短。一般而言，她們所生的嬰兒都較小，但通常仍很健康。甲狀腺調節乳量的分泌，所以纖細型者仍有充份的泌乳量。

　　個性上，甲狀腺型常會失眠和不安。雖然最後仍能入睡，但作夢頻頻，且泰半為惡夢。再者，他們醒得很早，神情活潑且已有了當天的計劃。他們對性的感受相當強烈，很快到達高潮，且通常不止一次，伴有著極強烈的感覺。

腦下垂體型：靈魂品質豐富

- **頭**：大，顱骨高聳，常作圓頂狀，前額骨與上眼眶緣通常較明顯。
- **容貌**：臉部唇以上通常較一般人長。
- **牙齒**：通常較大，特別是側門齒。
- **關節**：關節鬆弛，雙膝內彎，足蹠扁平是常見的模樣。
- **四肢**：手腳均長，故此型者通常都較高；手指長而細，指甲有較大的月牙。

　　因目前的研究仍屬有限，所以腦下垂體型的病歷較其餘兩型不完全。雖然要討論腦下垂體型頗為不易，因現在所作的結論只靠猜忖假設，但醫學界同意腦下垂體前葉（anterior pituitary）的過度分泌會引致巨人症或肢端肥大症，若分泌過少則產生侏儒症。據估計美國有為數1萬人是由於缺乏這種重要荷爾蒙而成為侏儒。

　　我們都了解肥大的腦下垂體前葉如何壓迫著蝶鞍骨壁，而引致各種不同程度的頭痛，以及這壓力怎樣傳至視交叉（optic chiasm，眼球後視神經的交叉處），而引致視野縮小或全盲。有足夠的證據顯示局限在小地方的腦下垂體前葉的突然腫脹和蝶鞍的佝僂變形，會引致癲癇（epilepsy）；腦下垂體前葉真能影響頭腦，使它的功能較強。

　　很少人知道腦下垂體型被認為「靈魂品質」比較豐富的人，包括直覺性、創作性、詩的表達力和藝術氣質，同時性能力也很強。

認識你自己

　　當讀者嘗試從上述各類型中找尋適合自己的特性時，一定會發現自己不完全屬於任何一種類型。正如謝爾頓醫師指出的，個體常常是異於統計數字的。大部份人都是這三種基本腺型的混合，其中有一型最顯著且決定我們的身體和智力的造型。我們都知道自己或屬於起床就預備征服世界的「白天人」，或屬於很晚才開始活動的「夜間人」；同時我們也知道這些不同的代謝形態，如果我們放任它，是會毀壞婚姻關係的。以上文所討論的人格和體格爲線索，我們可以對自己作一重要的探查：因爲「認識你自己」一向是哲學家的第一座右銘。

　　由於無法明確地分別出所謂完美的人是屬於哪一類型，這裡有個方法可以決定哪個腺體是真正起帶頭作用的。例如，如

果將任何腺體的正常值定為100，那麼，正常的腦下垂體、腎上腺和甲狀腺都應該是100，他的腺體方程式應為：

腦下垂體100
甲狀腺100
腎上腺100

但是，如果腦下垂體型的甲狀腺或腎上腺不足，它們的方程式可能是：

腦下垂體150
甲狀腺50
腎上腺100

這道方程式代表懶惰的空想者。但是如果發現腦下垂體是150，甲狀腺是100，而腎上腺是50，這就是天才了──因為他低於正常的腎上腺素是一種高度的賞賜，他必須不停地刺激它們，因此會過度利用食物中的刺激物如肉類、咖啡、茶和食鹽，或是求助於酒精及麻醉劑。當他成功地鞭策腎上腺，令它的活動最高達100%時，他的腦下垂體和甲狀腺將受過度刺激，因此他的方程式如下：

腦下垂體200
甲狀腺150

腎上腺100

在這狀態下，他最希望工作，創作一些完美的藝術作品，結果將是絕妙之作；這絕妙之作可能是一部交響樂、一首詩、一幅畫、一件雕刻品或一部傑出的文學著作。過度刺激期之後，隨之而來的是不可避免的沮喪期，此時他無法創作任何的東西，處於自暴自棄的狀態。如果沒有這沮喪期，讓藝術創作的火焰不斷的燃燒，腎上腺早晚會完全破壞，而造成悲劇性的過早死亡。

無論這是否幸運，我們當中很少會是天才，那自然要看你生命中的目標是什麼了。但我們都希望明白自己是何等人物，和徹底明瞭我們與親友間令人迷惑的差異。

經由腺體分類醫治病患

但一位醫師明白了這些，便可以用腺體類型來決定我們是否會長壽或短命，或者是否會得到一些特別的病症。

一個在我檔案中很戲劇化的病案可以證明，我如何利用體型和內分泌的科學來獲得一個人患病的知識——一個如何恢復內分泌不平衡狀態的線索；一個經由何種替代性排除途徑的學問；用什麼食物醫治；最後，用什麼膳食保持他以後的健康。如果不知道他的體型和內分泌系統，我便如同在黑暗中摸索而不是走在康莊大道上了。

一天早上，一名十分憂慮的婦人扶著丈夫進入我的診所。

她先生十分虛弱，呼吸短促而且寸步難移。因為舉止費力，他的面色潮紅，我立刻扶他到檢查檯，讓他休息。呼吸稍微順暢之後，他便告訴我妻子開了65哩車才來到我的診所。

他是一間大公司的主管，他的公司出版26種雜誌，並僱有1,100名員工。他告訴我直到一年前他的健康都非常良好。當他生病時，他受到18位當地傑出的醫學專家的照顧，住杭亭頓紀念醫院（Huntington Memorial Hospital）治療了約四個月，但都沒有起色。

他的第一個病狀是結膜炎，眼睛因而變為血紅色。然後染上肺炎，為此他注射了金黴素（Aureomycin）。次日他的口部有細小的發炎地區，像口瘡，並慢慢擴展，直至嘴、唇和喉都有紅色和發炎組織的硬塊；有局部疼痛、虛弱和呼吸急促。那時他被送至杭亭頓醫院會診。醫師們診斷不出它是多形性紅斑（erythema multiforme）或是天疱瘡（pemphigus），以靜脈注射腎上腺促進素（ACTH）四個月，以減輕他的喉痛並使他吞嚥時較為舒服。

這段時間內，他每天用藥八小時，不久便有急性心臟纖維性顫動（acute cardiac fibrillation，心臟的劇烈撲動）。於是醫師改變治療方法，從皮下給予他可體松（cortisone），後來更以丸藥口服。不久他出現庫欣氏症（Cushing）的綜合病徵，呈月亮臉（moon face）和水牛肩突（buffalo hump）。不幸的，這個治療對這些無大作用，他的抗生素帳單約為1,500美元，而且每天需給以價值超過350美元的伽瑪球蛋白（gamma globulin）等其他的治療。他的醫師同意他對治療並無反應，

預後非常不理想，同時眼科醫師預言他在三個月內將失明。

然後，在那天早上，這些問題都陳列在我的檢查檯上。

檢查後顯示，他是一個高大、發育良好、肌肉發達的五十多歲男人，他的臉多血，有超額的體液；他的眼色火紅，嘴唇、口和喉均佈滿口瘡；他有很嚴重的疼痛，吞嚥困難。當我研究他的腺型時，我特別注意他的耳垂，厚大而均勻發展；這是腎上腺型的特點。這也給我一個如何檢查他的肝功能的線索，這些研究使我猜測如果我能改善他的肝功能，中和他的血毒，他也許會有進展的機會。他的甲狀腺和腦下垂體也在勇敢地嘗試替代肝的排除。

他的體液超額很多，他的血液循環看來將為過多的紅血球細胞所淹沒，它們顯然不足以將氧傳遞到組織。這些細胞被藥飽和了，使得它們不僅不能傳遞氧，反而成為自己的重擔。當他站起來時，這些細胞下沉到腿部而造成藍黑色皮膚。肝檢查顯示他有擴大和慢性充血，靜脈壓提升了，體液過多。在他的背部皮膚做試驗，顯示腎上腺皮質素在鞭策他的心臟，以平衡強烈的靜脈壓。我斷定他最嚴重的併發症是藥物引起的毒血症，一定要在繼發毒血症（導因於他的口瘡）發生前解除它。

這些損害是透過他的唇、喉和口腔黏膜做替代性排除造成的結果。這些排除路徑是受甲狀腺控制的，腎上腺受到腎上腺皮質素刺激後，便強迫毒素經由腎、腸和肝排除。因此，腎上腺便得提升血壓以配合增加的靜脈壓，否則就會使心臟擴大而引致死亡。

我告訴他：「你的徹底復原有賴自己排除血毒的能力，而

這些血毒是由於膳食中的毒質組成的。首先我們要嘗試減輕肝臟的工作壓力，它被迫過度運作了。為了盡可能讓它休息，你一定要躺在床上靜養，並以少量特別蔬菜湯齋戒。一定要毀滅所有淹沒你血流的無用紅血球，並從身體排除它們的毒質，這對肝臟和脾臟來說都是一種負擔，以致它們不能正常地消化食物和吸收食物；這也就是我要你以蔬菜湯來齋戒的原因。我希望能從你的尿液和糞便檢查中獲悉有血毒減少的證據。」

他問：「我需要停吃藥物嗎？」

我告訴他：「不要，這段時期不能減少藥量，因為這樣會危害你的心臟。」

短時期以後，我們都很高興看到他最痛苦的症狀有所減輕。一個月後，需要加入水果和果汁到他的菜單中，也嘗試食用一茶匙的新鮮羊乳。他很合作，以前對復原絕望的外表和恐懼也消失了，他開始感覺自己較為健康。

現在我覺得應該是減少腎上腺皮質素的時候了，以星期為單位，我將它的量極輕微地逐漸減少，並且小心觀察他的心臟平衡。對病得如此厲害的病患，這倒是一個極端精密和危險的過程，因為當腎上腺皮質素減少對心臟的刺激時，腎上腺也隨著有較小的刺激，而除非改善肝充血現象使靜脈壓能成正比的減低，否則便很容易造成靜脈血壓不平衡致死。藥物的撤除需時數月，在切斷藥物供應後的數星期內，我每隔4小時便小心觀察病患一次。那時他的月亮臉和巨大水牛肩突消失了，分次給予他增量的水果和蔬菜及每天約8盎司的新鮮羊乳，他也都能接受了。但是毋庸置疑地，他的康復是一件緩慢的事；他總

共花了十一個月的時間才使尿液的深沉顏色和酸度，以及糞便的臭味消失。

一張膳食表終於計劃出來了，它包括下列各項：

- **早　　　餐**：1塊麥餅／4盎司生羊乳／4顆燉過的乾梅子
- **午　　　前**：8盎司生羊乳
- **中餐及晚餐**：6盎司蔬菜湯／1磅熟豆莢／1塊白麵包和奶油
　　　　　　　／8盎司生羊乳
- **下　　　午**：8盎司生羊乳

採用這膳食的結果，他完全康復了。他不再覺得嘴痛，視力也比以前好多了；他能夠把高爾夫球打得更遠，在家裡也沒有什麼粗重工作不能做的：包括爬梯子和修理屋頂。

檢查他的心臟發現，血壓和內分泌的平衡以及尿液和膽汁中的化學成份都很正常，肝功能也很完整，沒有體液過多的徵狀，也沒有其他病變。這是他五年來一直都在我照顧之下的結果，他現在仍很小心地繼續膳食治療。

三種腺體型病患

如果一名醫師對內分泌學有研究，往往能預測疾病的過程和結果。假設當他經過一間充滿肺病病患的病房時，由於病患所屬的各種腺體型是相當值得注意的，他會很容易概略地分辨出三種人。

■第一類：甲狀腺型病患

瘦小，像竹竿般的甲狀腺型，腺體方程式為：腦下垂體75，甲狀腺100，腎上腺50（這表示此人的腦下垂體已有25%程度的損害，甲狀腺正常，腎上腺只有正常功能的一半）。由於腦下垂體和腎上腺已不正常，正常的甲狀腺便有過度擴張甲狀腺特徵的趨向。所以病患會變得很興奮、神經質，常常改變主意和轉換醫師，並對醫院的照顧和膳食從來不感滿意。他有排氣（放屁）、消化不良和便祕的煩惱，你說這種病患是不是主治醫師的考驗呢？

縱使強迫他進食，要在他身上長肉是絕不可能的。事實上他的體重下降得太快，使人對他骨瘦如柴的外表感到恐懼。他是盜汗冠軍，屬於濕透型的，當他的肺部出現空洞時，就算治療也不能控制它們擴大，這種人常有肺積水的現象。因為不可能要他完全放鬆休息，這些甲狀腺型的肺病患者往往會惡化，很少有得到肺癆後能活超過一兩年的。他們的尿液經過實驗診斷後證明有腎功能障礙，尤其是對碳酸鹽、磷酸鹽和硫酸鹽的排泄。血液檢查顯示出嚴重的繼發性貧血和白血球過少，沉降率有很明顯的不正常現象。

■第二類：腎上腺型病患

如果甲狀腺型肺病患者是護士生涯的「致命藥」，那麼腎上腺型病者便是病房中最受歡迎的「滋養丸」了。他們快樂、隨遇而安和充滿歡笑，從不感覺憂愁，時常對新的併發症一笑置之，在醫院中算是最有耐性的人了。

　　腎上腺型病患很容易增加體重，他一天中最高興的事莫過聽到餐車推進大廳時的聲音了。他的消化情況良好，很少便祕，也比其他類型的病患能忍受更多的治療、手術和肺出血。他的腺體方程式爲：腦下垂體50，甲狀腺25，腎上腺100。這種病患常會因爲症狀被壓抑了或治癒而出院，他康復後需要的治療是靜養和新鮮空氣。驗尿指出腎功能是正常的，血液檢查和沉降率都屬正常。

■第三類：腦下垂體型

　　現在我們所遇到最麻煩的一種是腦下垂體型。腺體方程式大約爲腦下垂體100，甲狀腺75，腎上腺25。這構成一個紮實的難題：他那耗盡了的腎上腺給予他特有的衰弱、發紺（cyanosis）、手腳發冷、消化不良和便祕；而腦下垂體的亢進增加了大腦的刺激，使他很難忘記他的職業，尤其和心智有關時。他整天的思前想後，對照顧他的醫師所發出的問題就是三個腦子也回答不了。

　　除了對療養院的環境極感不快外，他那用之不竭的性能力爲了找尋正常的發洩，而使他的腎上腺更加透支。任何女性，無論是他的病友、護士或清潔工，都是他猥褻彈幕下的目標。另一個嚴重的紛擾是他對咖啡、酒精或麻醉品毫無節制的需索。這型的病患很少能康復，他們看來都是高瘦的，鼻子或嘴唇都變爲紫色，用拐杖蹣跚而行，常常愁容滿面。

　　他們得到肺癆的年齡愈輕，病狀就持續得越短，也越快完結。對他們對性的過份要求與消耗我們已見怪不怪，無論是正

常的或是手淫，都會持續到他們死亡為止。有很多死於肺病的
藝術家都屬於這一型。這再一次證明性中樞是在腦下垂體的內
部部位，甲狀腺和腎上腺不過是加強其作用而已。

　　你有沒有發覺自己全部或一部份屬於這三腺型中之一呢？
在有經驗的醫師眼中，通常他都能比你更知道你的情感狀態，
因此能夠把治療指向與情感狀態有關的內分泌系統。

　　所以你現在應該明白，**腺體的特徵不只是提供一個病
患分類的有趣方法，同樣重要的是，能夠幫助醫師了解心理
行為和氣質，突破心靈枷鎖。**並且如威爾·米歇爾（S. Wier
Mitchell）醫師所說的：徹底明白病患真正的心靈。

　　醫師和病患間了解愈完全，就愈會有良好的合作。只有在
這種情況下，治療才有最大的成功希望。

‖ 第三篇 ‖
疾病來襲

　　每個人都期盼自己的健康狀況可以為外人所肯定甚至欽羨，但是在現今這個人造食物充斥的環境裡，健康隨時可被疾病襲擊。

　　兒童疾病、心臟疾病、高血壓、肥胖與過瘦以及其他常見炎症，都是替代性排除造成的問題。合理的治療有賴於隨著解毒而生的修復作用，和病患對重組他的生活的意願而定。如果吃了適當的食物，便能產生正常的血液，並使肝臟、腎臟、心臟和其他器官工作正常；在這些理想的條件下，生病是絕對不可能的。

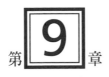

第 **9** 章

疾病何時襲擊兒童

真正健康的孩童始自母親的子宮。但是現今的母親並沒有給予胎兒一個合適的環境，因為她的身體系統裡有不適當的食物、藥品殘渣、咖啡酸等的廢物和菸、酒的毒素存在。而發育中孩子的飲食不當、缺少在新鮮空氣中的運動量等原因，大大的給予疾病攻擊的機會。

　　每一位醫師都知道病患有滿腦子急切的問題，他雖然都能夠解答，時間上卻不允許。

　　因此，我希望在本篇各章解釋各種疾病的性質和原因，指導讀者如何經由適當的處理和膳食，得以減輕或醫治疾病。許多年來的學習經驗，使我了解疾病及食物之間令人困惑的關係；我相信奇妙的人體被疾病擊倒後，能夠經由正確的食物而得以復原。但是在這裡我只能供給你一些關於複雜的疾病最基礎的認識，而這些疾病每一種都可以寫成厚厚的專書。

無所不在的不健康兒童

「醫師，我的孩子可好？」這是幾乎所有產婦的第一個問題，我已聽了無數次。如果每位母親都希望生個眞正健康的嬰兒，爲什麼（多數是如此）在嬰兒未出生之前不留意自己？爲什麼她在小孩由幼兒到成人期間，供給不適當的食物而招致無可避免的疾病？

二十世紀稱爲「兒童的世紀」，因爲人們對小孩的身體及心理生長很是注意。但舉目四顧，哪裡看得到健康的小孩呢？事實上，家長都渴望能養出健康的下一代，最近二十五年來大約出版了八千本關於照顧小孩的書；那爲什麼仍有這麼多流鼻涕、疲乏、過敏、發燒、孱弱、貧血、近視、滿面粉刺、過瘦或過胖的小孩，坐滿了小兒科及全科醫師的診所呢？

答案很簡單：(1) 沒有給予胎兒一個合適的環境，因爲她的身體系統裡有不適當的食物、藥品殘渣、咖啡酸等的廢物和菸、酒的毒素存在。(2) 發育中的孩子飲食不當、看電視時間太長、常以車代步、在新鮮空氣中運動的時間太少。

當我深知健康、快樂的嬰兒能使在醫院育兒室窗外觀望者的心情如何的愉快時，你怎能怪我不義憤塡膺呢？我也知道臉上閃耀著光輝和健康的產後母親是多麼可愛。當我說你可以從我的產科病房找出紅潤、可愛而精神充沛的病患時，我想這不是我在自誇。我的病患不會有鬆軟平坦的胸部、發燒、股白腫（milk-leg）、乳房併發症或子宮的毛病；除少數例外，九個月都在我照顧下的孕婦都能平安無事。在懷孕期間，病患吃適

當的食物，保持適當的體重，清淨有毒血症的系統，以給予胎兒一個健康環境；她們的日常活動都是輕鬆和沒有事故的，結果她們的小孩長大都比一般的兒童健康。

一般小孩的健康相當不好。試想一下，在美國每一人口爆炸年都有約35萬個小孩出生，有人計算過每名嬰兒需用12萬美元以上才能將之撫養成人。統計學上顯示（1948-1952年間）有52%的青年人因身體及心理問題不用服兵役；是否因為父母太窮以致在他們孩提時代沒有好的食物呢？不是的，他們中有很多是被過份溺愛的小孩，將自己塞滿了添加化學劑的糖果、餅乾、冰淇淋、含糖的可樂飲料、浸於糖漿中的鬆餅、爆米花及巧克力牛奶等，反而得不到那些適當而且重要的蛋白質、碳水化合物、脂肪及維生素。

孩提時期應是最健康的，此時他們的內分泌腺及肝臟都有最好的功能，可給予孩子應有的消耗、不竭的精力和無瑕的排泄功能。他的骨頭應如青橡樹般強硬，牙如象齒般耐用，毛髮則濃密和富於光澤。

但是相反的，一般嬰兒滿身帶著母體的毒素及一肚子胎糞來到這世界。事實上，他體內含有太多毒素了，就算有最細心的照顧，至少也要三年光景才能把承繼而來的出生毒素清除乾淨。

大自然已盡量清潔母血，她將不純之物轉移到嬰兒身體，所以頭胎嬰兒是受血毒最多而最難養育的。舊時代流行大家庭或不能避免大家族時，第五、第六或第七胎的小孩多有不尋常的身心活力；但當母親生下第十或第十二胎時，小孩常會顯示

因母親的腺體退化或耗盡的症狀。

　　頭胎小孩常給母親及醫師帶來很多問題，例如當孩童的蛋白酸過毒時，便會根據它的濃度而形成蛋白酸毒血症，先是嚴重，然後較為輕微，再是單純化或慢性化了。我相信這些情況的結果是早期癌症（少有），而後或是白血病（血癌）或其他各種形式的生長較慢的惡性腫瘤。濃度低的將會成為風濕症，有時伴有心瓣膜併發症、小兒麻痺症、白喉、皮膚病或扁桃腺炎。關於頭胎嬰兒問題的理論是我個人研究出來的，有數位食物醫藥權威亦同意我的見解。

　　如果母親患有結核病，特有的肝缺陷或會遺傳下來，於是嬰兒便會受其影響而患有早期粟粒性結核（miliary tuberculosis）。如果是澱粉消化不良而致毒血症，小孩將普遍有黏膜疾病：由嬰兒期輕微的呼吸不暢到孩提時期的長期流鼻水。這發炎的黏膜都是細菌的溫床，因而帶來傳染病。當這種小孩進入幼稚園，就結合了感染、發燒和肺炎，使母親飽受驚嚇。如果血毒的來源是脂肪酸，則會有痤瘡（青春痘）、瞼腺炎（stye，麥粒腫）、癤和疔等。

有害廢物是致病主因

　　大致上小孩生病的先兆是身體不適、疲倦、呼吸道有黏液滲出、紅斑、噁心、嘔吐及發燒（有時不會）。這些常見症狀通常顯示：(1) 血中有毒物，(2) 肝不能完全把毒物氧化或中和，(3) 那些討厭的酸正由黏膜及皮膚找尋替代性排除的出路。

　　病菌、病毒及其他微生物也常出現，但它們不過是以有害的廢物維生，像是清道夫而已。在我們爲了巴斯德破除疾病是魔鬼所引致的信念，代之以病菌定理而向他致敬時，我們也不能忘記畢善（Beauchamp）。他是現代的巴斯德，他強調培養病菌的化學背景也同樣重要。人一定要在這兩種病因中選擇一種：或由不良的生活及飲食習慣造成的有毒背景，或是由躲在暗處隨時襲擊那些無辜和無防備的受害者的神祕微生物。如果是依據後者，那麼治療就得倚靠破壞這些微生物的方法了。

　　在討論病菌及疾病時，我們要知道病菌吃什麼，這和了解細菌本身同樣重要；因爲病菌不能生存便會死亡。這個對疾病的解釋，說明了先天或後天獲得的有害廢物的重要性，以及它和孩童疾病的關係。

■麻　疹

　　現在已知麻疹是一種病毒，生長在上呼吸道的黏液分泌物裡；是否有傳染性則要視被替代性排除的有毒廢物的濃度而定。病症依下列之順序出現：首先身體不適，疲倦，表示肝有毒血症；其次是發燒，表示肝臟正在企圖氧化毒素；再來是發冷、流鼻水及咳嗽；最後則表皮出現紅斑。當肝不能氧化所有毒素時，甲狀腺便以第三道防線的姿態幫助它把毒素從內皮或黏膜清除，成爲有刺激性的卡他滲出物；另外又透過外皮成爲紅斑。如果連眼的黏膜（眼結膜）也被涉及，就會有紅眼及畏光症出現。

　　生病的孩子多半不吃東西，動物有病時亦不進食，但有時

他們也會吃或被強迫去吃，因而各種併發症隨之而來。務請不要強迫生病的小孩吃東西。

如何治療麻疹呢？將它**看作嚴重感冒處理是最好的**。沐浴或用海綿擦澡可增加皮膚的排除，幫助降低熱度。灌腸劑可以帶走黏膜炎的腸排泄物和由肝臟排除的有毒膽汁；在患病時期，每天可用此劑1～2次。除了碎冰塊外，嚴禁由口進食；如果口渴而熱度不退時，可給予稀釋的果汁。在體溫回復正常後24小時，可吃熟的非澱粉性蔬菜和生的或煮過的水果。2～3天後，待紅斑褪盡，即可回復正常的飲食。

至於用阿斯匹靈或同類的退燒藥品是危險的，因為它會麻痺神經末梢，產生假的安全感，且加深肝的毒血症。其他用以壓抑皮膚紅斑或黏膜的藥，有驅使毒素內侵而傷到內部器官的可能。孩子需要身體上的休息，要臥床靜養，同樣地黏膜、皮膚、肝及腎也要有化學上的休息，這只有禁食才能做到。

我相信**麻疹是孩童時期疾病之首，它是由澱粉和糖引起的毒血症所形成**。百日咳、喉炎、肺炎、腦膜炎、流行性感冒、鼻竇炎伴以濃厚的鼻分泌物、火眼、支氣管炎及哮喘都是這一類的成員。自然的解毒藥是稀果汁如蘋果、橘子、葡萄柚、鳳梨、木瓜及番石榴等。

我認為一大堆孩童的疾病起源於蛋白酸，不論是先天的或後天的：這些酸並不由黏膜排除，而是經由淋巴系統排除。淋巴系統接觸鼻和喉頭的黏膜，扁桃腺、咽喉、腺樣增殖體（adenoid）、中耳和乳突、白喉、小兒麻痺症、傷寒、風濕症和風濕性心臟病等疾病，都是因蛋白酸中毒而起。

　　乳品是發育中孩童的最佳蛋白質，但請記住，除了已經滅菌的，還有其他煮沸、乾燥、磨碎及冷凍成冰淇淋或酸食的，加上各種合成維生素、和混以巧克力漿的製品，都不適宜做爲食物。上述的這些乳製品會在小孩腸中腐化然後生成有害的蛋白酸。

■扁桃腺炎

　　扁桃腺是替代性排除最常用的場所，位於喉頭黏膜表面的淋巴腺，代表由腸向上分枝的相同的、更深層的淋巴腺鏈（至頸部是頸淋巴鏈）的終點。當有毒的蛋白酸轉移到腺體的表面，太強的刺激使扁桃腺組織急性發炎，就稱爲扁桃腺炎。有時，毒素未能到達扁桃腺而困在頸部的淋巴腺，使之腫脹並使頸部發痛，就造成腫仁（kernel）。

　　因扁桃腺位於表面且容易觸及，便成爲外科醫師樂於處理的目標，因而有無數的腺體被除去。但隨後的改善是因手術的疼痛作用而使患者戒食的結果。後來，身體因爲失去這兩個最有價值的出口，只得另尋一些接觸黏膜的淋巴組織了：鼻子、咽喉、鼻竇、胃、腸和盲腸的淋巴島都嘗試代替那犧牲了的扁桃腺，於是便可能產生一種新疾病，盲腸炎就是最多的一種。

■小兒麻痺症

　　小兒麻痺症是比較少見的一種疾病，只有輕微的病徵如發熱、寒顫及頸僵硬等；受害者約有2%併發不幸的肌肉麻痺。雖然我相信任何有害的蛋白酸都可能引起這種病（有人認爲是

靠上呼吸道淋巴管排出的廢物使病毒生存造成的結果），但也深信**小兒麻痺病毒最喜愛的某種酸的普遍來源是由冰淇淋在腸內腐化而來的**。它常襲擊那些吃大量冰淇淋的小孩（另一指標是此病在夏天冰淇淋季節時最多）。另一方面，我相信中耳及乳突的毛病是小孩吃蛋或含蛋的食物的結果。

■風濕症

風濕症是一種對小孩最不必要的悲慘病害，主要是由於**貪用肉類食物或肉湯**。肉類雖然富有激勵性，對小孩卻是一種很危險的食物。它的酸替代性轉移至關節，如果它在血中的濃度太高，心臟瓣膜（瓣膜對血中的酸很敏感）便遭到損害。風濕性心臟病或心內膜炎（endocarditis）常出現在吃肉太多的小孩身上。

大自然對蛋白酸疾病的抗藥是菜汁（生或熟的），最好是非澱粉性而適度稀釋的。在急性病發時，最好僅吃稀菜汁或湯，但絕對不能用罐裝品。此外，有風濕症的小孩也不能吃鹽，或以麩胺酸鈉（monosodium glutamate，味精）、肉類或帶肉的骨頭煮的湯。慢性中毒的，如頸淋巴腺腫脹，可以用水果、蔬菜、澱粉和奶油（雖是乳製品，但也是一種不爲殺菌溫度傷害的脂肪）來排除孩童食物中的蛋白質，直至腫脹消失爲止。雖然發育中的小孩需要較多蛋白質，但常是供給得太多了，或都在失去活力的狀態下才供給。請記著小孩成長比小牛慢，所以不像牛犢那樣需要那麼多的乳；同時請謹記乳是食物而不是飲料。

■肝臟脂肪性損害

　　過量攝取脂肪對小孩亦有害。這種稱為肝臟「脂肪性」損害的，可能是先天或後天得來的。因為肝細胞受到干擾，膳食中的脂肪沒有完全氧化，便在血中循環成為有毒的脂肪。它們由毛髮脂肪腺（每根毛髮底部都有，用以潤滑）或皮脂腺（它滋潤皮膚）排除。頭皮脂漏（seborrhea capitus）普通稱為乳痂（cradle cap）的是第一類之例，痤瘡、小丘疹、小膿疱（常見於胸、腹、生殖器及肛門）、瞼腺炎、癤或膿腫（常由皮脂腺排除）也會發生。如果連骨髓中的脂肪也牽涉在內，結果便是骨髓炎（osteomyelitis，骨髓內膿腫）。治療全靠合適的排膿方法及除去食物中所有的脂肪，尤其是脂肪做的各種油酥。

■水　痘

　　因脂肪毒血症引起的最常見的孩童急性疾病便是水痘，這是一種極易傳染的疾病，幾乎沒有小孩逃得過。我相信此病是有毒的脂肪或脂肪酸由毛髮脂肪腺排除所引起的，而這些脂肪又是病毒的天然食物。這種微生物分泌物的化學灼傷造成此病的特徵：疱，如天花及白喉，今已少見，早已被衛生工程師清除了。

退燒藥與興奮劑的濫用

　　孩童疾病的醫藥治療約可分為兩大類：**退燒藥**及**興奮劑**。

在使用退燒藥方面，**阿斯匹靈是首選**，它是石碳酸類。百餘年前，混有石碳酸的糖塊已被引為減除痛苦、減輕頭痛或退燒之用。

阿斯匹靈是德國化學家的高級合成品，是酚（石碳酸）類的衍生物，具有酚的所有化學性質，卻沒有石碳酸那致命的效果。服用阿斯匹靈後，檢查小便便可知酚的存在。酚（阿斯匹靈）可以麻木神經末梢，因而遮蓋了痛楚，而頭痛、疲倦或任何不適的症狀也就消失。它同樣可以部份地阻塞甲狀腺及腎上腺功能而減低體溫，但酚衍生物會干擾肝及肝細胞的正常功能，因此，應用阿斯匹靈，只是嘗試招來另一魔鬼以趕走原有的魔鬼（病的毒素）。

小孩的發燒是令母親驚怕的病徵，究竟發燒的功用是什麼呢？它是有害的過程嗎？需要壓抑或擔憂嗎？或者它是體內嘗試燃燒毒物的努力，以幫助快速除去這些毒物呢？

在兒童的疾病中，發燒由肝臟開始。在一個強健、茁壯和內分泌腺功能正常的小孩身上，毒素常為肝臟所消耗，他不會感到任何的疼痛或不適，就只有發燒。如果小心觸診肝部位，可感覺那器官的溫度提高了。事實上，舌下溫度在40.5°C之下時，肝的溫度會高達43.3°C。如果肝臟不能完全氧化毒素，便有部份逸入血流中，於是在內分泌腺的作用下，毒物便由黏膜找尋替代性出路。這可能在上呼吸道形成流行性感冒、鼻竇炎、咽喉炎、扁桃腺炎、甚至成為肺炎，或者併發的支氣管炎。經過這些過程，肝的全部能力便用來中和疾病的毒廢物，這由發燒得以證明。

　　肝臟忙於排毒而不宜再受消化食物的干擾，只要沒有進食，壓力便得以解除。當除毒之火在燃燒時，大自然並不需要食物，因此動物及很多小孩在生病時都拒絕進食。禁食不只可降低體溫、除去痛苦並方便排除毒物，還可減低肝的負擔以防止嚴重的併發症如中耳毛病、乳突炎和腦膜炎等。

　　積聚了半世紀的行醫經驗，使我知道禁食（可吃碎冰、稀果汁或稀茶汁）在體溫回復正常後應繼續24小時。一個值得記憶的好法則是：如果沒有進食，用物理方法或用灌腸劑可以在一天內清除臟器內毒素，血液則要三天，而肝要五天。

　　人們恐懼發熱是因為對它有誤解，它其實是大自然用以幫助我們的方式；它絕不會有傷害，也不會有嚴重的副作用，所以不應該用藥或食物壓抑它。我見過不少病例由流行性感冒演變到肺炎，只因那焦急的祖母堅持要以雞湯或麥片糊給小孩力量。這兩種都是只含蛋白質與澱粉的液體，而肝臟所不能處理的就是這些。

　　第二類孩童疾病治療法就是用興奮劑，這是一種化學物的鞭子，用以加強甲狀腺及腎上腺的功能。早期，被譽為小兒科之父的亞伯拉罕‧賈可比（Abraham Jacobi），每天都給有肺炎的小孩喝0.5公升威士忌酒，這是他所用的主要興奮劑。如今的磺胺劑、各種抗生素和類固醇都是常用的腺體的鞭子。它們的副作用很大，令人難以置信，甚至比賈可比用的酒更為有害。至少身體還能夠很快的燃燒及排除酒精，而以興奮劑刺激精疲力盡的身體無疑與鞭策倦馬工作一樣，均是不智之舉。相反地應將牠放牧於草地上，讓牠休息進食（在那裡牠可吃到清

淨、高維生素的食物），給予回復體力的機會。

醫藥方面並無任何神蹟及捷徑。大自然的工作方式是緩慢的，有順序的，如同樹的成長一樣；人們意圖加速此過程反而常會引起悲慘的結局。

毒膽汁：嬰兒消化不良元凶

所有餵食嬰兒的難題中，消化不良是最令人擔心的。消化不良的主要原因是有毒的膽汁，它常是酸性的，而實際上它應是鹼性的：不適症狀以腹脹氣、腸絞痛、疼痛、神經質和失眠最為普遍。對母親來說，明白毒膽汁的來源和原因是很重要的（毒膽汁通常是綠色而非正常的黃色），這對認識嬰兒的疾病也有幫助。

血液是用以供給營養的，新生嬰兒的發育由三個過濾機制而得以保持純潔：第一是母親的肝臟；第二是出生，這可使它做為抗拒有毒物質流回至嬰兒體內的第二道防線；第三是嬰兒本身的肝臟，由臍帶流入的血得先經它才可以進入胎兒體內循環。

殘留在嬰兒肝內的毒膽汁，會在嬰兒出生後三年內漸漸排除。在一定時間內這有害的綠色膽汁被拋入嬰兒的腸內進而排出體外，那時候，討厭的嬰兒消化不良病症就統統出現了。乳轉變成橡膠狀的凝結物，可在糞便中辨認出硬而呈豆粒大小的東西：澱粉質和糖類都發酵了，生成氣體、絞痛及如刀刺的劇烈腸痛。就算是最好的乳也不易消化，這都是嬰兒肝化學作

用的錯誤，而不是營養上的問題。我們太注重嬰兒的飲食而不注重嬰兒的化學作用，因而為患病的嬰兒準備了各種做為養料用的食物，在治療期間內，一種又一種的在嬰兒身上試驗。如果他不因此而死亡，便能排除足夠的綠色毒膽汁，因而可以消化一部份這種工業製品及合成食物。結果，誰最後對嬰兒做試驗，誰便得到治癒這嬰兒的榮譽。

只有乳是嬰兒的天然食物，它純淨新鮮，最好是由乳頭直接到口中而沒有任何摻雜。合成品無法代替天然的維生素，只要母親沒有太多毒性，母乳通常是最好的；羊乳次佳，然後是牛乳。羊或牛乳都要稀釋及甜化，使其成份盡量接近母乳。放置24小時的乳，即使冰凍，也會失去它寶貴的價值；另一方面，就食物而言，愈是經過加熱和處理，營養價值也愈少。巴斯德的高溫殺菌法雖然不好，但也不是全然有害；因為乳中的一些好的成份仍然得以保存。高溫殺菌法的需要，是對城市生活及物質文明的一種處罰，在加熱式過濾後，罐裝和奶粉只剩很少、甚或沒有養份了。

當孩子成長茁壯時，便需要更多的熱能來排除毒素，那些毒素都被孩子的肝透過膽汁拋出了。膽汁是肝臟的正常分泌物，正常的膽汁可與腸中的任何食物共存，不正常或有毒的膽汁則對脆弱的腸襯裡有刺激性。當有毒膽汁使蛋白質、糖、澱粉、脂肪的正常消化作用停頓時，所有消化不良的惱人病症便隨之而來。最明顯的是帶來脹氣、絞痛、疼痛、便祕或腹瀉、情緒不穩定以及浮躁不安。

在膽汁危機的急性期間，實際上是完全沒有消化作用的，

所以最好限制飲食，只給予蒸餾水或是用煮過的、鹼性的蔬菜汁（但不能有肉湯）做成的稀釋菜湯。這食譜也許要維持一到三天，待危機過後，再以乳餵養嬰兒。開始時最好用稀牛乳，一半水混以一半牛乳。

真正的健康始自母親的子宮

出生後的前半年，嬰兒所需的最低營養量是每24小時16盎司的乳，吃牛乳的嬰兒，乳品應用蒸餾水稀釋，稀釋的程度則視嬰兒的處理能力而定。當能夠忍受甜化時，砂糖或蜂蜜比合成的糖漿、糖蜜、粉狀乳糖或商品化葡萄糖為佳。如果糖類引起脹氣、絞痛、皮膚紅斑、腹瀉、肛門附近的皮膚焦黃及浮躁不安時，就應從嬰兒的食物中除去糖類，直到對膽汁的作用較為正常為止，這樣才可忍受甜化乳。生命初期對澱粉及脂肪的消化常常不太理想；其後，如果仍有任何消化不良的現象，便不要再給這類食物了。

乳的適當稀釋和餵食的間隔是一種藝術，需要觀察入微的母親小心注意。乳與水的比例可能要隨時改變，它的唯一準則要看嬰兒的反應及表現。

當母親發覺假以時日可以減輕她那有著毒膽汁的孩子的消化不良時，她將大開愁懷。現在他能忍受糖和果汁、水果和蔬菜，而且終於可以輕而易舉地消化它們了。當你想用化學物或藥物來壓抑膽汁危機時，不論在什麼情況下都是危險的。**與大自然合作就可以使嬰兒的身體排除先天毒素，暫時性的姑息治**

療法只會危及孩子未來的健康，很可能是牙齒和骨頭變型。耐心、愛心的照顧以及果敢的決定會勝過憂慮、失眠和不規則的進食，而最終的收穫會是母親的健康和漂亮的小寶貝。

美國詩人愛默生（Ralph Waldo Emerson）曾說：「能夠行走的小孩大概都會是健康的。」在討論兒童疾病時，我已利用不少篇幅來說明「健康」的原義以及能夠侵襲那些發育不良的孩子的各種疾病。我知道健康的小孩愈多，則我診所中成年病患便會相對的減少；**真正的健康不是由孩童時代開始，而是始自母親的子宮。**

第 **10** 章

膽固醇和心臟病

肝細胞利用單純脂肪合成膽固醇，做為動脈壁的襯裡細胞所利用的資源，並成為完美的潤滑劑。當血中膽固醇的濃度全面增加時才會造成高膽固醇血症，也代表有脂肪碳水化合物和蛋白質的新陳代謝障礙，並潛伏了一個高濃度的毒血症，連帶心臟與肝腎的功能會受到損害。

膽固醇的作用與製造

當今最可怕也最被誤解的詞之一就是膽固醇，最沒有知識的病患也會激動地宣佈：「我不要讓絲毫的膽固醇溜進我的血液中，我對它知道的不多，但我知道它是有毒的。」

知道得較多的人也同樣擔憂膽固醇與心臟損壞的關係，因為他們知道從受苦的病患數目看，小兒麻痺症還只是個小病。根據統計，命喪心臟病之手的美國人比所有其他疾病加起來更多：每天有1,300人死於心臟病，亦即每分鐘一人；另外，腦溢

血每日剝奪了500條人命。

　　早在膽固醇成為家喻戶曉的名詞以前，我已經花了很多時間研究它以及它與心臟病的關係，以判定是否由不純的食物製成不純的膽固醇。

　　今日醫學正在熱烈爭辯一個關於膽固醇的問題：它是不是心臟病的元凶？什麼是膽固醇和心臟病爭論的根源？膽固醇是在你的食物、你的血液，還是在你的動脈中？首先，完美的健康要視動脈的情況而定，血液透過這些血管循環至體內每一個活細胞。這股血流強勁得令人難以置信，以山溪激流的速度洶湧而下；但山溪的堤岸會被侵蝕而改變，人體組織卻不受洶湧血流的影響。為什麼會這樣？因為動脈壁的襯裡細胞所提供的潤滑給予管壁以所需的保護，大自然改良了這種無摩擦的物體，使之保護身體不為自己的血流所沖毀。構成這顯著潤滑效果的重要元素，便是脂肪樣的物質：膽固醇。

　　膽固醇一詞很是複雜，源於希臘文的字根chole（膽汁）和stereos（固體），以及拉丁文olium（油）。它是最複雜的碳氫化合物，呈黃白色，有油脂般的觸覺，是個完美的組合，使它在保持血液順利循環的任務中扮演重要的角色。就算從膳食中避免任何一絲的膽固醇，它仍然會在血液中循環，因為肝臟是它的製造者。

　　在胚胎發育期，膽固醇由母血供應；出生後，嬰兒一定要自己製造膽固醇。大自然有最有用的脂肪——鮮奶油（cream）或奶油脂（butter fat）——以供應所需，而肝的重要功能之一便是從乳脂合成膽固醇。當然其他的來源如蔬菜和動

物脂肪也可以使用，但是在孩童早期發育時期，奶油脂是由母乳供應的。

由肝細胞利用單純脂肪造成的膽固醇以適當的濃度循環在血中，使能為動脈壁的襯裡細胞所利用，並保留在那裡做為完美的潤滑劑。當這些細胞破損時，它們與膽固醇便同被拋棄，為身體所排除；而新細胞會生長並從血中吸收新的膽固醇。因此，膽固醇便有一個連綿不斷的進出流動，只要身體健康良好，這個流動會維持一個特定的濃度。

當分解過程快於合成過程時，膽固醇的生理濃度便受到干擾，於是血中膽固醇的濃度便全面增加而形成高膽固醇血症（hypercholesterolemia），也就是說血中有太多的膽固醇。我們有簡單的實驗室檢驗可測定在流動中的膽固醇量有多少。

高脂肪膳食非元凶

唯一可造成膽固醇的分解過程比合成過程快的情形就是動脈壁的病態。只要脂肪與油處在天然狀態，就算多吃了，也不會引起動脈疾病，身體只是將這過量脂肪儲藏起來。只有當以非天然脂肪或是因過熱而質變的天然脂肪為食物時，尤其是當脂肪的組成物與澱粉質一同加熱而變質（例如炸薯條）時，才會產生麻煩。我發現與澱粉質一同加熱的脂肪不能被肝用來合成完善的膽固醇。製造出來的膽固醇被身體用來襯裡動脈，但是因為它是非天然的或是變質的膽固醇，所以不能耐久，很快就會崩潰和腐蝕，形成各種形態的動脈疾病和退化——包括

動脈硬化（arteriosclerosis，通常稱為動脈壁的硬化或狹窄，而失去彈性），動脈粥樣硬化（atherosclerosis，指脂肪物沉澱在動脈壁，而妨礙甚或阻塞血流），冠狀動脈血栓（coronary thrombosis，動脈血液凝塊，阻塞了心臟的血液供應）和動脈瘤（aneurism，動脈壁內腫瘤的破裂）等。在這種種情形下，膽固醇在血中的濃度比正常的高出很多，如果機警的醫師可以在早期察覺濃度的增加，這個危險訊號就會指導他研究病患脂肪的新陳代謝作用。

高脂肪膳食對動脈有害的觀念在詳細研究過愛斯基摩人的膳食後被否定了——雖然現在這個思想仍然流行在很多醫師之中。在愛斯基摩人的原始膳食被文明的精製食物污染以前，這些人曾經是地球上最強壯和最健康的民族，全部以肉、魚、家禽和大量的脂肪為主要食糧。他們的身體好像海豹和海象，需要一層厚的脂肪做為絕緣體，以抗拒冰凍的氣候；同時，也能夠容易地氧化他們的脂肪，成為熱和能量的來源。

他們早熟也容易老化，但這並非膳食的關係，嚴寒天氣的考驗和漫長的北極夜才是真正的原因。他們的骨頭比任何民族都來得硬，力氣大得驚人，健康也優於一般人。雖然他們有高脂肪膳食和所謂飽和的脂肪攝取（此章後段會解釋飽和問題），但血中膽固醇正常，動脈也很完美。當探險家史蒂芬森（Vilhjalmur Stefansson）與愛斯基摩人一起生活，採用當地的膳食時，他立即獲得優異的健康，遂決定以戒食脂肪來做試驗，選食他所能得到的最瘦的肉和魚。數星期後，他變得又瘦又病，他的愛斯基摩朋友要他將膳食回復到大量的脂肪，否則

他會死去。史德芬森遵從勸告，很快的，他便回復了健康。

醫師和人體新陳代謝專家假設高脂肪或類似膳食會增加血中膽固醇是很自然的事，但他們似乎忽略了一個因素（也是我率先提出的因素）：正常膳食中的脂肪不單只是被過熱改變，同時也因爲和導致脂肪不適合製造完美動脈壁的物質一同加熱而改變。

文明人的膳食愈來愈不天然，人們不單只受脂肪新陳代謝障礙之苦，也會因碳水化合物和蛋白質消化不良，而形成血中的毒血症。我相信這是很多疾病——也許是所有疾病——的主要原因。所以**血中有高膽固醇表示有脂肪、碳水化合物和蛋白質的新陳代謝障礙，因而潛伏著一個高濃度的身體毒血症。**

有益身體的脂肪來源

關於「飽和」和「不飽和」脂肪及其在膳食中的害處或益處有很多討論，大家對膽固醇在心臟與動脈疾病所扮演的角色很感興趣，但是大多得到不正確的報導。下面的例子可以說明飽和與不飽和脂肪最容易分別的方法。

讓我們想像有兩個人，一個是正常的人，有兩臂兩手，能夠拿東西；另一個化裝成印度神的樣子，有很多揮動的手和臂。當正常的人拿兩顆蘋果時，他的手便滿了；而當印度神拿兩顆蘋果時，他的手並沒滿，因爲還有很多其他的手可以拿蘋果。兩手的人是飽和了，多手的人則不飽和（被蘋果飽和或不飽和）。化學上來說，正常人有兩個空「鍵」但已經被飽和

了，而印度神則有很多鍵，沒有飽和，空著而能夠攫取、固定其他化學物質。用化學實驗室術語來說，多手人比兩手人有較高的原子價（valence）。

在實驗室常利用碘元素測驗物質的原子價，因為碘元素容易附上空鍵，所以多用之以決定空鍵化合物的飽和點。將游離碘與某種物質混合，然後追蹤它。如果該物質的空鍵已攫取碘，便沒有游離的碘剩下；所攫取的碘的數目就稱為原先未飽和物質的「碘值」。當某個物質變為飽和時，它的化學作用就改變了；刺激性毒素可以變為良性化合物。很多有用的藥物其作用便有賴這個原理。例如，給予病患洋地黃（digitalis）就可使身體的毒物洋地黃化，給他碘化鉀便可碘化毒物，所以碘化鉀是古時毒血症的特效藥。然而時下卻流行用不飽和脂肪中和毒物，不飽和脂肪其實只是醫療上的緩衝劑。

做為中和物或緩衝劑，不飽和的碳氫化合物用以治療身體的毒是很有價值的。但是，有時我們不但沒有保留不飽和的食用油和植物油的天然狀態，反而讓商業主義介入，改變了它們的熔點使其酷似奶油或其他天然酥油；以人造維生素充塞它們，加進麩胺酸鈉或麩胺酸（glutamic acid）、苯胺染色物、鹽和微量的奶油或鮮奶油以造成特殊口味。其實，所有這些添加物都有飽和碳氫化合物的趨勢，因此這製成品除了可口和滿足消費者的心理外，並不比被美化的獸脂（grease）好多少。

那麼，哪一種脂肪是有益身體的呢？

答案只可以是──天然、純粹的脂肪。動物脂肪包括肉類脂肪、器官脂肪、髓脂肪和腦脂肪；蔬菜脂肪則是豆莢、種

子、核仁，鱷梨、香蕉和其他熱帶水果，如木瓜、芒果、山欖果及椰子內的脂肪。以它們對身體的用處來看，不論是飽和的或不飽和的都沒有多大分別，只要肝健康，能夠替血液合成它們便可以。

但是當飽和或不飽和脂肪用做酥油或烹調油時，便會對身體造成最大的傷害。這就是說，當它們與其他食物——尤其是澱粉——一同加熱時，便會對身體有害。炸麵包或炸馬鈴薯、甜甜圈、薄餅、派餅皮、糕餅和烤麵團等全都會改變膽固醇，吃這些人人喜愛的點心時，便會得到不健全的動脈襯裡、動脈糜爛和動脈粥樣硬化。最強大的敵人是甜甜圈、洋芋片與爆米花三者的聯合陣線（爆米花要先將烹調油加熱才會「爆」）。

很多30-45歲年輕而急躁的行政人員常有中風或冠狀動脈毛病，因為他覺得要享用正常的進餐，時間太匆促了，於是養成一天吃數次甜甜圈和咖啡的習慣。一面看電視或閱讀，一面咀嚼洋芋片或爆米花是一種普遍而危險的習慣，以培根獸脂調味或塗抹上熟莢豆類及其他蔬菜，一定會使之變得不易消化。

心臟：血液交通的樞紐

慢性的變質膽固醇中毒最使人同情的例子可見於伯格氏症（Buerger's disease），特色是壞疽及腐爛的動脈，多見於四肢。現在我們普遍相信柏格氏症是抽菸引起的，燃燒中的香菸和紙的熱「炸」出了香煙的油和焦油，以及菸葉和紙的碳水化合物，使得脂肪或油變成有毒物。雖然，值得高興的是柏格

氏症很罕見，但仍然有很多人患有輕微的中毒：手腳冰冷，手指麻木和刺痛，顏色從正常變為藍或白色，指甲和牙齒都有缺陷。大部份患者在屍體剖驗時，都可發現毀壞的冠狀動脈。

現在，尤其是在文明的國家裡，心臟疾病（包括血管疾病）是人類最大的殺手。小心地選擇和使用膳食中的脂肪可以減少受害者的數目。雖然人體是部奇妙的機器，但是它也不能利用因商業目的而加以嚴重混雜的食物，來組成良好和健康的組織。

心臟是身體的運輸中心，也是身體最重要的肌肉之一，因為它壓出血液至所有其他的肌肉和組織。不過，假如要它工作，一定要有血可供它自用；這種血液的供應只要停止數分鐘，心臟便會終止工作。

既然損害心臟的疾病是美國現在的首席殺手，我們當然對這一小塊神奇的肌肉有極端濃厚的興趣。它狀如拳頭，在出世前已經開始跳動，而且隨後便日以繼夜地不停工作。但是生理學家告訴我們：當一個器官在工作期間，它的很多細胞卻是在休息狀態；這個事實由實驗室裡與肝和腎功能有關的試驗結果得到充份解釋，這個現象對心臟來說更見正確。雖然它不停地跳動，卻不只是在二次收縮之間休息，甚且很少動員所有肌肉細胞聯合工作，除非是在緊急時期。

這個不倦的肌肉唧筒是個不可思議的高效率和堅強的器官，它可以在需要時從或高或低的有效水平抽取血液，這個應付需要的能力首先造成跳動率，其次是跳動力。在極端束縛下，心臟能夠增加驚人的效率；當需要時，它可產生彌補性的

伸張和擴大，直到器官增大到它正常的一倍半體積爲止。當這情況發生時，所有心臟的肌肉細胞都用最適當的速率工作。幸好，冠狀血管的迂迴曲折特色也適合心臟的伸張，心瓣膜和腱索使得心瓣膜的細小纖維束也能夠忍受這個驚人的辛勞；數日後危機過去時，心臟便回復原來的體積和平衡。

當然這個反應有一定的生理限制。在研究正常動物的心臟作用時，發覺動物因爲長久的逃亡或恐懼而引起的緊張，並不會如人類「心臟病發作」般的傷害牠的心臟。不過如果離開牠的環境，牠會變得對疾病比較敏感。

病理人取代生理人

人類亦已離開他原來的環境：他必須呼吸城市中的混濁空氣，他要忍受感情上和體能上的壓力和辛勞，他的耳膜被刺激的和有時簡直難以忍受的噪音攻擊而不得安寧，他要受人爲的緊張、焦慮和有時因街燈的不適當而引致的眼睛疲倦之苦，他必須喝含化學藥物的水，吃合成的食物。

在這樣的環境下，本應是「生理人」的我們被「病理人」取代了。心臟變得和他一樣的具有病態而不能忍受壓力與緊張；然後，他的心肌便將無可避免地失去肌張力，心瓣膜和腱索失去彈性，血管變硬，節律機制有毛病，心壁擴張，直到終於成爲一個不能忍受任何辛勞的燃料唧筒爲止。於是便需要一個全新的唧筒或部份新零件來恢復精疲力竭的心臟的效率，因爲心臟是部機器，很多方面都與引擎相似。

這裡有些關於燃料的比較：

汽油因氧化而產生能量；汽油之於機器有如腎上腺素之於心臟，因爲腎上腺素使心肌能夠氧化。

要調節汽車性能，需要一具汽化器以預備燃料，使之變爲適合汽車使用的混合物；人類的汽化器是甲狀腺。

但汽車一定要有司機操控，才可使它正確地運轉；人體的司機則是腦下垂體，這腺體的纖毛神經細胞沐浴在流經它中間部份的血液裡。這些細胞探測毒物並透過交感神經的直接傳達來調節身體的抵抗機能。

在這裡，大自然於創造人類機器上再度顯出她的卓越才能。引擎要產生更多的能量，只有靠增加它的速度，而心臟不單可以增加它的速度，還可以同時增加它的體積；從小機器變爲大機器，稍後又回復原來的大小。

當汽車潤滑不當，或燃料低劣、混合不當時，就有腐蝕、火星塞失靈、活塞破漏和動力消失的情況出現。我們非常珍惜保養我們的汽車，但卻讓我們的心臟受到一連串的侮辱，而常常且迅速地毀滅了它。每天我們讀報得悉暴斃的消息時，便會說：「啊！又是心臟病發！」它太普遍了，不由得會令我們相信要有心臟病──一種有禮而文明的方式，才可以使美國每年死亡90萬人。

當太多生命的生理規則遭破壞時，心臟就會漸漸生病了。心臟構造的損傷程度要看血液中化學成份的改變，以及各種毒血症引起腎上腺的突然過份活躍的程度而定。很多所謂的假狹心症（pseudo angina）和狹心症（angina pectoris，*心絞痛，由*

於血液不足引起胸部陣發性收縮的疼痛）的嚴重發作，可以從口或直腸送入帶弱鹼性的水以稀釋體液來解除痛苦。這可證明心瓣膜的襯裡對血液中的刺激物或酸是十分敏感的。如麥肯・馬里奧（McKim Marriott）在《近代化學的進步與行醫的關係》（*Recent Advances in Chemistry in Relation to Medical Practice*）一書中所說：「……生與死之間的化學分別比自來水與蒸餾水間的化學分別還要少。」

心臟功能失常

我們十分明白身體是如何的堅持要保持血液的中性，也知道其他器官是如何做為緩衝物及循環中毒素的轉運站。只有在這些緩衝物飽和後它才讓一絲毒素流入血液中，但是這一點毒素卻常常是致命的。化學刺激能使心瓣膜受到很大的損害，而所形成的炎症更常會成為鏈球菌群落的基地。

我曾經指出甲狀腺分泌物控制心跳的速度，而血中的甲狀腺分泌物過量時可以造成陣發性心動過速（paroxysmal tachycardia，心跳速度增加，常高達每分鐘250次）。有兩種方法可以對抗這種情況：當腎上腺不甚活躍而甲狀腺過份活動時，任何對腎上腺的精神或化學刺激常會獲致兩腺體間的均勢而得到心臟的平衡；或者另一方面，甲狀腺的作用能為一種對甲狀腺功能有強力抑制作用的胰島素所壓抑。數年前，我出診一名病患，他處在陣發性心動過速的狀態下已有六十多小時，看起來奄奄一息。每隔十五分鐘我給他十五單位的胰島素，三

小時後，他便回復正常。

　　另一個最使病患警戒的情況是心臟有特別的斷續節奏。這種節奏混亂的跳動有兩個原因：一是病患血中有過多的甲狀腺分泌物，增加了憂慮不安的感覺。他驚覺有突然的痙攣，心臟的跳動有時錯失有時加速，同時伴有腦部劇烈的干擾。不過臨床經驗告訴我們這個疾病很少帶來嚴重的病態。二是心臟神經束有病理退化的情形，而至跳動不規律，引起心房纖維顫動（auricular fibrillation）或撲動（flutter）或心傳導阻滯（heart block）。

　　最普通的心臟失常就是所謂的「心臟病發作」，幾乎都是因為血中腎上腺分泌物的突然增加，導致心瓣膜或肌壁的急性擴張或破裂因而引起出血，形成的血凝塊會造成很大的損害，同時無彈性的冠狀血管也會破裂。所有這些變化或其中任何一種都足以使人暴斃。已經復原的病患也會這樣，因為損傷只是來自伸展而已。靜養、清淡飲食和氧氣常會產生治療的奇蹟。

　　突然而來的腎上腺「浴」常以心臟病發作的形態淹沒病患，它是一種防衛機制，用以抗拒由化學或神經或是二者兼有的休克造成的急性毒血症。我要重複這個聲明，因為我堅信這就是心臟病發作的基本原因。

強壯的心臟需要強壯的肝腎

　　假如肝和腎——血液的過濾器——不能克服突然而來的中毒，血中就會有高濃度的血毒，勞苦的重擔便要加於心臟上。

血中的有毒產品形成內部積血導致肝和腎的慢性退化，因為這內積血干擾了它們的血液供應。我們可以用很多方法替這些過濾器解除過勞之苦，但這牽涉很多因素。肝的主要血循環是經過門靜脈，肝積血時，這個靜脈系統便有血液回壓而造成多血症（plethora），也就是靜脈壓增高。

這現象很容易測出來，病患可以自行檢驗來判斷自己的毛病；這是一個測定靜脈壓增高的簡單試驗，也是一個很有價值的肝功能試驗，而且並不需要昂貴的實驗室過程。背對鏡子，由自己或請別人以指尖壓著肩胛骨間的皮膚，然後放開，如果留有蒼白的一片，即顯示有靜脈壓增高或多血症的病症，當靜脈壓正常時是沒有蒼白面出現的。這個檢驗法可用在身體的其他地方如胸部或腳，結果是一樣的。

雖然個人可能感覺很好，但如果這個蒼白面在指壓檢驗後持久不消，這就表示有麻煩了。靜脈壓的增加會在靜脈血與動脈血之間推行有害的回洗（back wash），靜脈血要進入右心房，如果增加右心房的壓力，可能使胸部有重壓感；心臟的左心室如果不能更強力地跳動，便會使人暈倒，這意謂著大自然要你將他橫放，直到靜脈與動脈間的壓力恢復平衡為止。動脈血與靜脈血之間的不正常壓力常使耳朵的血管有回流和漩渦，而引致煩人的耳鳴。如果這種壓力是在內耳的半規管中就可能引起暈眩、噁心、甚至嘔吐；如果在眼睛，便可能有結膜或甚至視網膜的出血；以此類推，身體的其他地方也是一樣。

靜脈容易擴張，結果會形成靜脈或微血管曲張或出血。血液滯流的結果使心臟很難騰空。另一方面，腎小球是腎內的微

小球狀過濾器，供應腎小球的主要血流是動脈血，假如動脈血有毒，它會發炎而損壞。如果因為有些腎小球損壞使得數目減少，流經腎臟的血容量也會跟著減少。為了供應正常容量的已濾過血到整個循環系統中，心臟一定要更辛勞、更快速地壓出血液，以便從腎取得需用的血量。如此一來，心臟一定要增加血壓；對它而言，這無異是緊急措施。強壯的心臟可以提高血壓和耐苦多年，而較弱的心臟便會擴大，終於在極端辛勞的情況下崩潰。

有不好的心臟也許比有不好的肝更了不起，或者說有心臟病比有腎臟病更為高尚。其實查看它們的原因後，你會發現二者之間並沒有多大的分別。我們要記得肝和腎都是身體的過濾器，如果減少一點對唧筒的治療，而多留意改善肝和腎的病態，唧筒便不會那麼困窘。

節制飲食才是治病良方

如何才能做到這樣呢？**保障正常而適當的肝和腎的功能，最合理的方法是不使這些器官承受化學的折磨。**諾貝爾生化學獎得主亞伯特‧聖捷爾吉（Albert Szent-Györgyi）說：「空氣的純度、濕度和溫度，噪音和興奮的程度，工作，隔離等等都很重要。而無疑地，我們與環境協調的最主要因素之一是食物，因為食物是環境以粗糙及大量的方式進入我們身體的一種形態。」

要保持健康，食物的適當選擇和製造，可以保障獲得足夠

的維生素。以最簡單的方式說，每一件事情都與消化的化學作用有關：使用污染汽油的汽車會運作不良，進食不良食物的身體也不會健康。因此適當膳食確實是良好健康與正常心臟功能的養生之鑰。

心臟學家麥隆·普林茲曼特（Myron Prinzmetal）在他的《心臟病發作》（Heart Attack）一書中說：「冠狀動脈疾病發生率的重要因素之一（即使不是最重要的因素）是膳食，很明顯的是我們習慣吃得太多。原始人類不會如此，他們往往沒有能力填飽自己，而我們卻好像以吃豐富的餐點為富裕和豪華的象徵。當一個美國人收入突然增加，加了薪或有所成就時，便常會與家人到外面吃一頓『大』餐來慶祝一番。『大餐』多是高能量和富脂肪的食物，它們給身體系統填塞更多的燃料，使之不勝負荷。在經濟落後的國家，窮人不以豐富的餐食炫耀成就，也不會吃豐富的大餐慶祝，而他們也少有冠狀動脈疾病。」

節制飲食是金玉良言，尤其是有心臟病的人，應該謹記菜色多樣而豐富的食物是徒然給心臟加上重擔，迫使它要壓出額外血流來消化食物。次數較多的小量餐食較過量的一餐或有時飽餐有時挨餓的情況為佳，餐後甜點和油膩的食物，包括肥肉和肉汁，應該讓位給蔬菜湯、瘦肉、蔬菜、沙拉和水果。

只見儀器無視病患的醫師

我認為現在很多心臟病的診斷和治療都是在錯誤的方向

上過份強調，民眾被迫相信有病時醫師一定要採取行動，而且要快。原始醫師穿戴彩色舞衣、羽毛和怪異面具，現在的趨勢則是提倡魔術，使用閃閃發光、尖聲怪叫而氣味難聞的機器；我們有時候甚至穿刺或震盪病患。我們也得承認很多病患樂意享受這些複雜的儀式。如有先見之明的奧斯勒爵士所言：「聰明地不做任何事比以藥物填塞病患更需要勇氣的警句，早已被遺忘了。」詹姆斯・麥肯錫（James Mackenzie）爵士也有同感，希望自己沒有發明多波動描繪器（polygraph）——心電圖（electrocardiogram）的始祖，因為當他看見他的發明被濫用於診斷時，他甚感苦惱。

麥肯錫爵士曾強調這個意見：「我想指出一個事實：用自己的能力——而不借重機器的幫助——來檢查疾病的方法甚至還沒開始使用。」大醫院的實習醫師承認，剖屍檢驗的結果常與心電圖的診斷大有出入。

關於只憑心電圖來診斷心臟病一事，各方意見紛紜。很多醫師忘記三十歲以上的人經常會在心電圖上出現「弧線」（slurrings）和「V形刻」（notchings）。談到心電圖方面，愛丁堡大學著名的詹姆斯・湯姆生（James C. Thomson）醫師說：「這個高度複雜而動人的機器有很大的提示價值，並產生有趣的圖表，但完全沒能指示某些惡劣的疾病，甚至在疾病的末期也是如此。例如水腫，有經驗的醫師一看便知，而這些非常動人的機器卻未顯出絲毫跡象……」

湯姆生醫師繼續說：「對心電圖技術人員來說，病患是一個很快便被忘記的個體。臨床上，當醫師的注意力集中於那發

出低微鳴聲和產生複雜紀錄的神奇機器時，病患便不再存在。而同時，害怕的病患在胡思亂想，每一條蠕動的線都是可怕情況的鐵證；迷惑於對圖表的自我解析，這點是不爲醫師所察覺的細節。對醫師來說，病患已經成爲機器的一部份，是一個產生更完美圖表的重要附屬品。我相信心電圖是引起專家誤解的一個因素。」

很多醫界人士同意這個見解，尤其是法蘭西斯・羅森堡（Francis F. Rosenbaum）醫師，他說：「心電圖不能告訴你心臟的全部情形，如果圖表顯示輕微的偏差，醫師便會不滿他的病患工作過勞，而囑咐病患放棄一些喜愛的活動。這樣的過份小心，會造成病患嚴重的心理和經濟負擔；但是虛假的安全引起過度工作的結局更是悲慘。一名心臟病患復原了，他的心電圖看來也跟正常的人無大分別，但就是在閱讀圖表的當兒，他的冠狀動脈可能會有血塊凝成，而於次日致他於死。」

我沒有主張棄置心電圖，羅森堡醫師也沒有，但是他和很多其他醫師堅持只可接納心電圖的證據爲事實的一部份而已，而且檢驗室的檢驗和詳細的身體檢查要相互印證。

有個例子可以解釋此點。一名年輕的美式足球員感覺疼痛、發熱以及輕微的胸痛，醫師做了心電圖，發現有一個不平常的心波形狀，遂診斷爲心臟病發。三年來，這名病患對他患有心臟病一事耿耿於懷，雖然他沒有任何心臟病的症狀。他變成半殘廢，感覺連最輕微的工作也不能做。再度詳細檢查後，發現他沒有心臟病的跡象，他那心波形狀只不過是一個不常見的變異而已。那年輕人現在反而拒絕相信他沒有心臟毛病了，

最後在與精神科醫師會談數次後，才將他從心臟神經官能症（cardiac neurosis）中解救出來。

麥肯錫爵士有一天關閉了他在倫敦的診所，回到出生地蘇格蘭一個小市鎮。他的興趣慢慢改變了，他要研究人體的正常情形以及如何保全它——真正的預防醫學。在倫敦，他發現他的病患多是無可救藥的，現在他希望能解答令人深省的問題：是哪些壞習慣帶來疾病？

經過豐富的行醫生涯和聰明的觀察，他得到三點結論：

1. 疾病是長期發展的過程的結果。這過程開始於生命早期而最後讓毒素飽和了身體。
2. 不適當的飲食、生活和思想習慣是這個退化的主因。
3. 同樣的毒素如停留於關節，便引起關節炎；在肝則引起肝炎；在腎時引起腎炎；在皮膚，引起皮膚炎；在胰臟，引起糖尿病；在腦，則引起神智錯亂。

但是麥肯錫醫師發表的研究報告大部份和心臟損壞有關，他認為心臟的損害同樣是毒素造成的，他的結論是心臟常為身體的化學干擾所亂。而我自己對心臟病患所作的研究證實了他的理論：當心臟並未受到太嚴重的損壞時，只要能夠排除化學的干擾，常是可以復原的。

第 11 章
腎臟缺陷與血壓

腎臟是一個保持血液和體組織內的水份、鹽份濃度平衡的自動控制器。當流經腎小球的血液受到干擾或腎小球受到疾病損壞時，血壓便大大的提升。一旦造成高血壓，常用以減低血壓的的藥物便不再有效了。

當莎士比亞寫下「一個有如我的腎臟的人」（A man of my kidney）時，他是在表示尊敬，他認為腎臟是代表勇氣和高貴的器官。但在維多利亞女王拘泥於形式的時代裡，做為排泄功能之一部份的腎臟，卻從不曾在高尚的社交場合中被提及。

現在我們不會過於拘謹了，但是我們的腎臟仍像肝臟一樣地為人所侮辱。很多人不明白腎臟和肝臟的化學作用和功能，卻常常以自己不當的飲食後果來虐待它們。他認為自己的腎臟太呆鈍了，故常要依賴一些廣告的腎藥和肝藥的幫助；或者他會嘗試用藥或其他的刺激物鞭策它們，甚或會飲下大量水份以減輕症狀。

排除廢物的忠僕

　　這個遭濫用的腎臟是身體中最複雜的器官之一。我一直都覺得很驚奇，它對壓迫的忍耐力是那麼驚人，是那麼勇敢，不斷奮鬥，一分鐘也不放鬆，永不怠忽。甚至在被毒物燃燒殆盡時，它們仍做英雄式的掙扎，直至被毒血症毀滅為止。尿毒血症與充血性心臟衰弱是屬於腎病末期，名列美國第四大死亡原因，每年的死亡人數超過10萬人。

　　腎臟做為一個神奇的過濾裝置，雖然小得可以放在掌心，卻擁有100萬個獨立的過濾單元，而且每一顆腎臟都能在24小時內過濾1,700夸特的黏性液體。這種液體內含15種不同的化合物，腎臟在決定哪些是身體需要的以後，便吸收它們，然後過濾掉不需要的。

　　腎臟的構造設計完美而且對研究者有極大的魅力，但是要了解它卻很容易。這器官共有兩顆，狀若蠶豆，位於背部橫隔膜下方，下端被最後的二或三根肋骨蓋著。長約4-5吋，寬2.5吋，厚1.5吋，摸起來固實，重量約等於一顆橘子，設計精密用以做為身體中偉大的淨化器。腎臟主要的血液是由心臟下來的大動脈分支供應，腎上腺則位於腎臟頂端的上面，像戴在腎臟上的一頂帽子。

　　腎臟的橫切面分為三部份。外層是紅黑色，約0.5-0.75吋，這層包含有微小的球狀體，每一個都在小動脈的末端；這些球體能過濾血液中的水份。中層的顏色最淡，含有細網，有小靜脈環繞著；這些管子帶著濾出來的水份到中央排泄區域。

第三層或內層稱為腎盂，是一個貯藏庫，把尿液經由一條長管（輸尿管）排泄至膀胱。前面兩層並沒有感覺神經，所以當有毛病時並不會感覺疼痛。腎盂則襯有豐富的感覺神經細胞，當有腎結石、過酸尿或過鹼尿時，能指示出痛覺。輸尿管和膀胱也具有這種細胞和感覺。

腎臟的血液供應來自動脈，是身體最乾淨、最紅的血；不同於肝臟的血液供應來自靜脈，是身體最不清潔的藍色血液。腎臟被緊包在一個堅強、無彈性的纖維組織囊中，而且埋在一個脂肪的墊子裡，以免受到物理性傷害。

很多人認為腎臟只是身體廢物處理的一個單位，但因為有了腎臟，人類才能夠如賀蒙・史密斯（Homer W. Smith）醫師所說的「由魚類變成學者」。

一些如魚類的水棲生物移居至陸地變成在大氣中呼吸時，便產生了腎臟。魚類在溫暖帶鹽的海裡能利用鰓以吸收和排除的方式保持體組織的水份於某一濃度標準，就像我們的身體利用肺控制空氣的濃度一樣。當某一部份古老魚類最後發育出肺而變為空氣呼吸者時，就必須維持一個新的血與水的平衡，腎臟便因此進化而來。

因此，**腎臟是保持血液和體組織內的水份有一個相同而稍帶鹽份的濃度的自動控制器**。血清中的鹽份與海水的一模一樣，所以身體的細胞其實仍然是浴於海水中的。是故，在我們演化的階段中，人類從未遠離海洋母親的保護；同樣地，每個新生命都有九個月是在子宮裡的母性海洋中度過的。

腎與新陳代謝

　　水是由飲用或食用含有多量水份的食物（蔬菜、水果、肉類、牛奶），或由糖、澱粉和脂肪的新陳代謝而來的。當糖和澱粉或脂肪在進行新陳代謝時，它們逐漸被氧化至終末產品，包括二氧化碳和水；這種水份便稱為代謝水，通常都會再吸收而為身體所用，二氧化碳則由肺部呼出。就這樣平衡了身體的水份。

　　代謝水的功能可由雄海豹的生活習慣看出來。在春天，這種極為肥胖的生物會游到北方岩岸尋找繁殖地。在那裡牠劃地為界，發揮最大的戰鬥能力來保護自己的地盤。約一個月後，雌海豹到達了，牠便集合牠的妻子們，攻擊其他侵入地盤的雄海豹並使雌海豹受孕。三、四個月後，牠便往南游，變得瘦削、衰弱、瘀傷、憔悴和因失血而貧血。牠在繁殖地時不飲不食，雖然會定時排尿；牠的水份來源是代謝水，是脂肪代謝下來的終末產物。

　　另一例子是墨西哥沙漠的羚羊。牠們從不飲水，原因很明顯，這地區並沒有水。這種友善的動物由仙人掌和其他植物和自己的代謝水來獲得水份，在九至十月這段最熱的季節裡，牠們根本沒有排尿，因為都被用來保持水份的平衡了。牠的鄰居袋鼠也是一樣，所以，無論天氣怎麼熱，怎麼燥，總有一些動物可以不飲水而過活。

　　在人類的天然食物中有足夠的水份供應需要，所以通常人並不需要飲水。但我們為什麼會口渴呢？這個需要是因為吃了

鹽、調味品、甜食和高濃度澱粉而來的。這些東西通常是乾燥的。水果和蔬菜，尤其是在生吃時，含有70-90%的水份，牛奶則高至85%，肉類爲50-60%。在甜瓜、木瓜、生蘿蔔、黃瓜、芹菜中的水份品質，無疑比自來水管裡化學加氯處理過的，或有刺激性的水有益得多。

腎臟的一個主要功能是除去血液中過多的水份。在碳水化合物的新陳代謝作用中，代謝水是終末產物之一；另一個則是二氧化碳，經由肺部排出。

經由腎小球過濾的水份需要倚靠血液中的高氧含量，所以要用含氧豐富的動脈血。但當動脈血含有不當膳食引起的不正常雜質時，腎臟需要額外的氧化來加強排泄功能。這些額外的氧化是由腎上腺供給的，大自然很巧妙的把這些腺體放在一起，使它的內分泌物腎上腺氧化酶（adrenoxidase）可以很快的供應氧氣，以克服腎小球在進行工作時的過勞。前面說過，文明人類由於不當的膳食增加了腎上腺的工作，這種額外的工作會使腎上腺耗盡，也許便縮短了個人的壽命。

很多藥物和食物毒素能刺激腎上腺把雜質經由腎臟自血液中排出，這種暫時性的清血常產生顯著的效果，病患和醫師當然對這奇蹟很感滿意。

例如不久前報紙上登載了一名患關節炎的跛腳者，把他的拐杖拋掉的動人場面。在給予那病患神奇的藥物腎上腺皮質素後，那些刺激關節（風濕性關節炎）的毒素便很快的由腎臟排出。但這雜耍的最後收場卻沒有在報紙上登載出來：這名病患由於腎上腺受到過度刺激而衰竭，變爲更嚴重的關節炎和藥物

中毒。

不當的輸液是幫倒忙

有關腎臟的另一個比較荒謬的想法是，由於觀察到喝水愈多便排尿愈多，瓶裝水公司於是勸告大家每日飲水八杯。然後又有些精製和昂貴的礦泉水，不論國內或國外的，都能把毒素暫時的自身體中沖洗出來。人們以爲他們在一年的十一個半月中能吃、喝和享受歡愉，而用另一個循環開始前的最後兩星期使自己整舊如新。

顯然這廣告詞當中有詐，汗腺和腎臟都不能在短期內把大量的毒素自血液中清除而不傷害到心臟，所以這些毒素在血液中經常保持在低濃度狀態。經過5分鐘的大冒汗或喝大量水份後的30分鐘裡，汗和尿都找不出含有毒物質的化合物，僅有一些清晰透明的水。24小時後，血液中的毒素才會升到需要再一次排除的濃度，所以每天流些汗或比平時多喝點水會對病患更有益處：一則可以減少身體溫度調節機制的壓力，二則可減低心臟的負荷。這總比不斷的喝水以致身體需要把過量的水份帶到其他地方的方法來得好。有時我們會發現給予靜脈點滴和輸血時會發生暴斃，正是因爲心臟不能負擔過量的液體。

其實在給予礦泉水治療時，大約有90%的病患感覺到的益處是來自精神上的鬆弛，環境的改變和休養；儘管在這些地方的膳食都很惡劣，而且大多數都很昂貴。但如果在家裡休息一個星期，以水果和蔬菜汁齋戒，並常用加有瀉鹽（Epsom salt）和芒硝（Glauber salt）的熱水沐浴，所產生的效果反而更好，而且使腎臟較少辛勞，經濟的負擔也較輕。這種治療也可以降低血壓。

「脫水」是個僅次於可怕的「癌症」，為大眾和醫學界所用的醫學名詞，這個字會令病患產生極大的恐懼，在極度害怕時，病患會同意自靜脈中注入大量的液體，有如水療一樣。這些過量的液體被認為是用來稀釋和沖去有毒物質的，最常用的混合物含有做為身體細胞營養的葡萄糖（糖加生理食鹽水）。但動物實驗卻指出，由靜脈注射的葡萄糖被貯存在肝、脾和其他內臟中，而不會被氧化成為食物。生理食鹽水常保留在組織中，看來似乎能夠減輕脫水的狀況，但實際上並不能獲得什麼永久的益處。病患的外觀是好轉了，就好像在屍體瘤下的組織表面塗上防腐劑後改善了外觀一樣。

當身體太弱，不能自動吸收液體時，這個人就是衰弱到難以生存了。如果因為噁心及嘔吐以致不能挽留液體，可從直腸灌入。大腸吸收水份的能力比胃更強，用這種方法傳遞的水會任由身體接納或排斥，而絕不是強迫收受。直腸只能慢慢地吸收液體，使用這方法當然需要醫護人員的耐性和時間；用靜脈注射比這方法快而容易多了。但是**靜脈注射常常要冒著給病患的心臟或腎臟過量負荷的危險，可能造成營養失調而不是脫水**，而另需別種治療了。雖然現在靜脈點滴很是風行，不過醫學時尚有如巴黎時裝，時常轉換的。

也許我們會問靜脈注射對中度腎臟毛病和高血壓有什麼真正的好處。只要腎上腺能夠對它有所反應時，這個方法偶而會

有暫時性的幫助。做為身體最堅強的保護機制，這些腺體對血量的突然改變有抗拒作用。額外的腎上腺分泌物刺激了腎臟，使之功能增進以便利排除毒素，但是絕不能鞭策倦馬太久，否則牠必將因而倒地不起。因此，即使這個治療方法對病患有所裨益，也只是短期的，甚至弊多於利。

高血壓是腎臟受損的表現

在醫學圈裡，血壓是非常流行的題目，已有人寫了很多關於它的書，盡全力嘗試降低血壓，並試用每一種神奇的新藥。我們都相信要盡快除掉所有異狀如發熱、疼痛、神經緊張等，不過，要明白血壓，便一定要仔細地檢查心臟和腎臟的功能。

我已經解釋過腎臟的過濾器腎小球了。正常健康的人每個腎約有100萬個腎小球，動物實驗顯示，只要有腎臟全部質量的四分之一，便可保持健康，而且動物的血壓也維持正常。在這個情況下，約有25萬個腎小球在做過濾工作。當腎小球有確實的化學損壞時，血壓便開始上升。

為了簡化說明這個問題，我改用較小的數目。假設20個腎小球可以在兩分鐘過濾一單位的血，而保持身體的健康狀態。假如有10個腎小球損壞了，除非是策動兩倍的血流入這10個腎小球，否則便不能於兩分鐘內有一單位的血經腎小球完成過濾。要策動兩倍的血量，一定要提升壓力，如果心臟是一個良好而強壯的器官，便會加強跳動以提高血壓。腎上腺提供心臟需用的張力和能量以達成這壯舉，於是在血中的額外腎上腺分

泌物也跟著提高了腎小球的功能。

從這個解說可以明白升高血壓是幫助病患的緊急措施，以及這個高血壓的原因是腎損壞的結果。但是如果腎上腺是衰弱或乾竭的，便沒有提升血壓的可能性。

問題來了：是什麼毒物損毀了腎小球？它們從何而來？我們當謹記腎臟能維持血中的水份、口中所耗用的水份以及新陳代謝的水份等的平衡。每一種呼吸氧氣的哺乳動物甚至鳥類、爬蟲類都是如此，當膳食適當時，肝臟便會排除新陳代謝的廢物，只有在肝臟不能正常過濾血液時，腎臟才被迫做它們永不願執行的功能。但是在履行這個功能時，腎小球會慢慢損壞，於是便造成肝和腎的退化。

雖然早已知道高血壓與腎功能損壞有關，但是直到亨利・郭伯拉特（Harry Goldblatt）醫師在他30歲時做了一個引人注目的試驗以前，它們之間的關係都不很明確，也沒有科學根據。郭伯拉特醫師從他的研究證實了三點：(1) **當流經腎臟的血液流速受到干擾時，血壓便會增高**；(2) **只有在腎上腺能夠執行緊急任務時，血壓才會增高**；(3) **一旦造成高血壓，常用以降低血壓的藥物便不再有效**。郭伯拉特醫師做了這個簡單但極有價值的不朽實驗後，廣受推崇，可是他的不朽之作卻被忽略了，似乎很少開業醫師知道它。

郭伯拉特醫師的實驗證實血壓增高是由於腎小球的血液受到干擾所致。損壞的腎小球阻礙血液循環，大自然提升血壓，以保障有足夠的血液供應其餘的腎小球，這樣可以回復腎功能。郭伯拉特醫師大多以狗做實驗，在試驗時他只要夾住腎動

脈的一部份，便可引起同量的血流干擾。動脈直徑減少後，便要增加血壓，才能使腎臟有足夠的血液循環。實驗證實此點，也證明控制著肌肉張力（心肌和動脈壁的收縮肌）的腎上腺能使血壓增高。

這些實驗證實了蘿芙木（rauwolfia）類的藥完全無效，這些藥曾被棄用，而後又再被採用爲治高血壓的特效藥。一旦對不適當膳食與損壞腎小球的潛在毒血症的關係有所了解，便可明白郭伯拉特醫師的實驗了。

腎小球、腎小管連環傷

引起腎小球退化最普遍的刺激物是食鹽、由蛋白質消化不良而來的毒蛋白酸、金屬（如汞）以及藥物。所產生的尿液含大部份的純水，因爲虧損的腎不能分泌普通電解質（鹽）和毒素。

我們要知道腎小球本來只過濾水份，而腎小管傳遞這些水份至膀胱以便排泄。腎小球會因不適當的化學作用引起疾病，腎小管也會損壞。不過，在了解腎小管的病理前，要先談些腎小管的生理。腎小管的功用是從腎小球傳導水份至膀胱，如有需要，可以再吸收水份以維持體細胞的正常平衡。腎小管很長，有很大的表面空間以供再吸收，且爲微細靜脈網包圍。當這些靜脈含有糖和澱粉質的消化不良的或氧化後的可溶酸時，毒素便由靜脈擴散至腎小管的水中，引起嚴重的傷害；如急性或慢性的腎小管疾病，我們可在急性疾病的尿液中找到血和大

量蛋白素。如果腎小管完全損壞，可造成無尿症（anuria），跟著便是迅速的死亡。

慢性病會出現不同量的蛋白素、紅血球及圓柱體，圓柱體中包含腎小管中脫落的表皮細胞。這些結晶構造有很多種，可能是透明的或膠狀的，細的或粗的顆粒，蠟狀的或混有血液的。當毒液體慢慢向下流，經過腎小管時，由於再吸收的現象使其濃度逐漸增加；到了腎小球的終端，亦即所謂的下腎單位（lower nephron）時，濃度可以高到足以破壞下腎單位的程度，事實上甚至有結束生命的危險。這種情形下，醫學上診斷爲下腎單位腎病，在臨床上常可發現。當病患中毒時，腎小球及腎小管均同時受到影響；一般很少單單是腎小球或只有腎小管被破壞的腎炎。

腎小管相當長（據說每顆腎的腎小管有1哩長），表面由一層薄薄的細胞覆蓋。而腎臟中的靜脈也非常薄，使得過濾較易進行。當屬於異物的可擴散物質有毒時，便會造成傷害，不僅因爲過濾出之毒素會引起刺激及最後會破壞腎小管，甚至可以由靜脈擴散至淋巴管（淋巴管在體內分佈達好幾哩）而被暫時的或永久地貯藏起來，形成水腫。

有些時候靜脈的毒物（因爲靜脈血沒有被肝臟完善地過濾，致使血液本身也爲毒素破壞）到達某一個高濃度時，便足以引起靜脈本身的炎症。這部份靜脈的血常成凝塊，生成可怕的靜脈發炎。血凝塊會梗塞（infarct）：那被栓塞了的血管支配的地方變成一個貧血地區，造成壞死或死亡。詳細檢驗血液可以在發生嚴重損壞之前決定毒血症的特色，然後開配治療性

的膳食，使之減輕強迫性替代排除所加於腎臟的負擔。

　　腎病最早的治療方式被認為稀釋勝於濃縮。即進食液體如水、湯或汁至最高容量，使毒素在稀釋狀態誘使腎臟更快排除之。由於很多尿道毒物都是酸性，因此改開鹼質做解毒劑。當病患喝水的量不能達到醫師的標準時，便從皮下注射、腹膜內注射或靜脈注射以供應液體。馬汀‧費雪（Martin H. Fischer）是辛辛那提大學（University of Cincinnati）一位傑出的生理學家和膠質化學家，他採用鹼鹽（alkaline salts），主要是小蘇打（baking soda），使水腫性組織脫水並在其後可能發展成腎炎時中和酸。

天然的食物解毒劑

　　根據我的研究，**除了氯化鈉和一些有毒藥物外，腎臟的主要刺激物來自蛋白質、澱粉質或碳氫化合物的消化不良**，並不需要繁複的腎功能試驗以便利診斷。因為它們含有苯胺染料和其他刺激物及外來毒物，加深了腎功能的損壞，所以是弊多於利的。最實用的腎功能檢驗是根據進食蛋白質、糖、澱粉或脂肪後的尿液分析。腎臟對這些試驗餐有何表現？對血壓、水腫及心臟有什麼效果呢？

　　現在我用檔案資料說明我如何治療高血壓的病例。有位病患並無明顯的症狀，只在運動以後微呈呼吸短促；血壓是260/110，他的尿液澄清，透明而色淺，比重固定為1010，並無水腫出現。病患的病歷顯示他消耗了太多蛋白質，我囑咐他靜

養並給他一個主要是含有食物解毒劑的膳食，使下列鹼性元素以菜湯的形態開處方給病患：氯化鈉、碳酸鈉、磷酸鈉、碘化鈉、氟化鈉、溴化鈉、矽化鈉和硼酸鈉（這些礦物質在蔬菜中都是以有機形態出現的）。對於鉀，我也以上述的化合物方式開處，再加上鈣或碳酸鈣；也有氯和磷以及葉綠素的化合物裡的鐵。很多微量元素和維生素常出現於上列的膳食中。你要謹記這並不是膳食，而是一種治療劑，它包含有無刺激性的解毒元素，都是天然的有機物質。

通常這些病患要休息五至七天，假如血壓下降至正常的120/80，我們便知道高血壓是腎小球發炎的結果。只要不是損壞到不可修復的地步，給以解毒治療後便會很快回復它的正常功能。但是假如過了五到七天才下降到210/110，我們可以揣測可能有大量的腎小球損壞且無法修復了。這是一個實用而無害的腎功能檢驗。

一名女病患主訴有水腫（檔案中的另一個病例），檢查後發覺手、腿和臉部都有水腫。她腿部的體積為正常比例的三倍，感覺浮腫和四肢沉重。她嗜食鮮奶油已有多年，喝咖啡時，鮮奶油和咖啡各半。她也享用優格、冰淇淋和乳酪。腎臟的損害很明顯是碳氫化合物（脂肪）造成的：她的尿液是膽汁的顏色，色深而濁，有很多圓柱體，這就是典型的下腎單位腎病。三星期後，尿液變為清澈而所有的水腫也消失了。脂肪，尤其是乳酪和奶油都禁絕，唯一可吃的碳水化合物是粗蔗糖。這份膳食含有所需的蛋白質量（不是過煮的）和過剩的必要解毒劑，此解毒劑主要是含有生的和燉的水果及蔬菜。後來我以

試驗來決定此病患能用多少鮮奶油而不會使水腫和深色的尿再現；這是一個實用而無害的腎功能檢驗。

另一個例子是一名腎上腺型，有瑞典血統的農夫。因為腿部嚴重水腫臥床六個月，最少有1-2加侖的腹中自由水（腹水）和兩肺底部積水（胸膜滲液）。他已經治療了兩年，但並沒有注意膳食。他的臉腫得非常厲害，有點像南瓜；眼睛深陷。他極少排尿，檢查時，尿的顏色是極端琥珀黃，且含有極多（四個加號）的蛋白素和很多膿。

此人終生是多澱粉食客，每餐均要享用三或四種澱粉類食物。他的血壓是200/120，聽診器揭發了他的心臟顯著地過勞。但是他是個堅強的瑞典人，我只准他吃稀釋的葡萄柚汁，每天以含20%奶的灌腸劑替他的腸灌洗兩次；不久，他的尿液開始變清；兩星期後，他減輕了45磅，血壓降至120/90；三星期後他可以做彈簧床運動。這名病患嚴格限制自己所攝取的澱粉量，結果在隨後的二十年維持良好的健康，這又是一個實際和無害的腎功能檢驗的例子。

在實際檢查前很難斷定腎的工作能力，而這個檢查也就是適當的治療。有毒的蛋白質或碳水化合物或碳氫化合物製品會使腎臟和肝臟損傷，但只要工作量還沒有被毒血症造成的萎縮所削弱，服用解毒膳食常可改善痛苦的症狀；不要用藥物勞役腎上腺來強迫損壞的腎工作，可改用基於天然治療的醫療法。你可以用有機化學醫療法將病因除去。已故的亞歷克斯・卡里爾（Alexis Carrel）醫師警告：「自然健康和非自然刺激是大不相同的。」但在沒有行醫經驗的人看來，它們是一樣的。

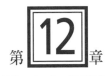

第 12 章
想瘦的胖子和想胖的瘦子

很多人都不滿意自己的體重，自古以來肥胖是大多數人奮
戰的對象——但是僅有極少數的人能達成目的。可以肯
定的一點是：控制飲食是唯一維持適當體重的方法。肥
胖者可分為三大類型：嘴饞的肥胖者、內分泌肥胖者和
中毒性肥胖病患，對治之前應先確認分類。

　　社會上有兩種人很可憐：想瘦的胖子和想胖的瘦子。很多
書籍是針對肥胖治療的，但只有少數能成功地擺脫這種病症。
每位醫師都會告訴你與碩大體型作戰的悲哀，但毫無問題地，
我們可以說，那古老而可惡的食慾，其法力仍然高於醫師的警
告及藥物實驗室配製的無痛苦減肥藥品。

　　在全美各地最流行的話題是節食，雖然少數人能長期地減
輕體重，民眾被再三警告，肥胖是國民最嚴重的健康問題，但
醫師仍然覺得這病比其他的病都難以治療。我們的社會風氣加
深了這個困難：包括各種社交場合提供高卡路里的花生、洋芋

片、乾酪及酒類飲料；還有咖啡時間的甜甜圈及糖果，和整天人手一杯的多糖飲料。

有時病患常會有一陣子體重減輕，但不久又重蹈覆轍，使身體回復原形。飲食過度後重了十磅便開始節食，到重量減輕時又開戒了。如此循環不息地繞圈子，其危險性比保持過重還大。如今已證明這種拉鋸式的情況可能是引起高血壓和損害血管的原因之一。

如果需要規範飲食，那應該是終生式的。如果你計劃減肥，便應肯定自己確能奉行不渝。

考慮到數量龐大的各種書本、雜誌及報紙文章都不能使眾多的肥胖者有欣慰的效果，我對這問題的研究也有點躊躇。但我對肥胖的發現與被普遍接受和方便醫師的方法不同，他們的方法是將印有低熱量食物的本子交給那些有意節食的病患；對體重過輕者，我的治療方法也不是荒謬地叫他們多吃豐富的甜點或澱粉食物。

只有兩種減肥法

肥胖者可分為兩大類，**第一類是法爾斯塔夫型**（Falstaffian，莎翁筆下最著名的喜劇人物）、**歡樂而矮胖的腎上腺類型者**，他們都是快樂、喜愛食物且不會因體形圓碩而感到不便的人。第二類是**擔心肥胖危害健康以及外表的人，他們非常焦急地找尋最輕易的減肥方法**，輕視那些急遽減少熱量的困難方法，永遠是在找尋一些萬靈藥如食物、藥丸、油、威化餅乾、

醋等替他做減肥的工作。

我認為減輕體重只有兩種方法：

1. 全面禁食，完全沒有食物入口，只可隨意喝水。
2. 基於病患所需的特別膳食。

報紙及雜誌已在強調全面禁食對減肥的功效，好像這是一項新發現的治療方法，但這並不是什麼新發現。在《新約》和《舊約》中提過74次，希波克拉底也用過。這些年來，它曾廣泛應用，然後再被遺忘。馬克·吐溫（Mark Twain）在一篇文章中承認，他只因為告訴生病的友人做「禁食48小時」的方法，便得到了醫師的美譽。如今，部份醫界人士再度推薦那些對常法無效的人，可在醫院控制下禁食，結果是體重戲劇性而有效地消失了。但是全面禁食常常是危險的減肥方法，除非病患是在醫院中，在全然明白禁食技巧的醫師指導下才可施行。如果乏人指導，絕不能嘗試超過兩天的自行禁食。

危險的所在是：當肥胖者開始禁食時，要知道他的過重是正常的脂肪還是有毒的脹大形態，這是非常重要的。

在第一類情形，以蒸餾水來禁食是可以忍受的，而且很有益處；當病患燃燒他那過量的肪脂做為營養時，體重便因而大減。剛開始大約每日會減少2.5磅，而後也許每日減輕1磅。在開始一兩天內多會感到有點饑餓，其後這慾望便消失了。我認識一些病患在完全禁食十天後減輕了25磅，這戲劇性的結果在無痛苦的方式下獲得了。對那些用限制熱量法而不收效的慢性

過重者（頑固性肥胖），是很大的幫助。

第二類，是有毒的脹大情況，禁食會埋下一個急性的毒發危機，而對病患有無限的損害，甚至導致死亡。

禁食期間，肝臟只是擔任排除作用的器官，部份廢物排入消化道中，這些有毒的膽汁經再吸收後，便在禁食期間大肆搞破壞。尤其當病患的肥胖乃因有害的脹大而來，這個「排泄的危機」伴同腹瀉、嘔吐、疲倦及嚴重的脫水經常可見。

所有這些都表示禁食並不是可兒戲的醫學玩具，儘管它是那樣的使人著迷。禁食治療法需要小心的照顧，雖然對有其他併發症的肥胖者的功效很大，但是全面禁食不可任意用於對限制熱量有反應的自我放縱者身上。而對頑固肥胖症患者，我們要考慮他們是經年累月才有如今的不正常狀況，而不是一朝一夕得來的，因此，最安全的方法是以重複而為時短暫的禁食慢慢地排除而解毒。禁食也不會施加過度的壓力給破損、脆弱的器官，但禁食者多會感到虛弱，應臥床休息或減少運動。

57名受我控制的全面禁食病患中，有一位是過重的醫師，他說：「這是使我減重持久的好方法，而其他計劃對我都無效了。禁食之後，我再設計一份可以享用的長遠計劃，每天只吃所需要的食物。」

醋：減肥舞台上的假好人

醫治肥胖的方法就像女帽的式樣一般多變。1888年梳士巴利醫師所寫的《營養與疾病的關係》（*The Relation of*

Alimentation and Disease）一書，的確吸引了不少人。他也是
將肥胖與吃糖及澱粉食物一起考慮的早期研究者之一；他用改
正膳食來治療病患，提供包括肉類、蔬菜和水果的一個很現代
化的節食菜單。憑著它，他除了成功地治癒肥胖症外，還治癒
了一大堆毛病，如關節炎及肺病等。他認為：澱粉發酵後成為
醋（醋酸，acetic acid），他只要給予病患醋，便可以重複顯示
那些因攝取大量澱粉後而有的各種惱人的病徵。

　　**醋對人體的害處是有使磷從身體排出的趨勢，且刺激甲
狀腺。** 在磷含量漸低時，腎上腺功能也同時減低，因為磷是腎
上腺分泌物中的活躍成份之一。梳士巴利發覺在他用含醋膳食
作實驗的第九天，有各種不同程度的厭煩而危險的病徵出現，
迫使他終止這個實驗。這些病徵包括頭痛、喉嚨充血、黏液性
痰、心臟疼痛、酸性汗水、間歇性發熱、發寒戰及脈搏速度加
快等。病患的體重是減輕了，卻是甲狀腺機能亢進及腎上腺機
能過低的結果。

　　溯自數十年前，年輕婦女已流行用醋保持苗條的身段，
但由很多病例證明這連鎖反應是會引起結核病的。醋酸被血清
中的磷化卵磷脂（phospho lecithins）所中和，生成有毒的醋
（ester），形成肺的結節（tubercles）。細菌食用並分解這種
結節，但細菌不會引起肺結核，它只是清道夫。醋是身體的廢
物，有時可在尿液中測出；小量的時候它便有刺激性，在因攝
取大量澱粉而成毒血症時，它更具有與檸檬汁一樣的中和效
果，但它不可用以減肥。

　　繼梳士巴利醫師之後的是賀瑞斯‧弗萊徹（Horace

Fletcher），他認為如果你將每口食物都咀嚼到可以不自覺地滑下喉嚨時，不只會有所得益，更可以減輕體重——因你少吃了一點。大多數人進食都吃得太快，如果他們能吃得較為慢些，將會感到更為滿足。

全肉類膳食的興起

其後有一群醫師，包括著名的布雷克·唐納生（Blake F. Donaldson）等，宣告全肉類膳食不會引起肥胖症及很多其他疾病。但唐納生醫師的高蛋白質膳食不能成功的原因（根據我的調查）是，他不知道有些人的肝臟可能會被過量蛋白質毒害而形成蛋白質傷害。我相信他同時也不知道脂肪傷害會形成有毒脂肪酸，而引起癬、疔及其他皮膚病。**全蛋白質或高量蛋白質食物無疑可以快速減輕體重，但亦會留下別種毛病**，所以我不贊成。

有的病患吃大量的肉，而來找我是為了要減重，或只是因為他喜歡吃肉；我不會立刻叫他們停止吃肉，因為他們會不適應而立刻崩潰。他們依賴這類膳食的高度酸性過活，那是他們的主要支柱。當我有病患是被這種食物飽和時，要把它從膳食中除去便需特別小心。對蛋白質過量的病患，在前半年內，通常我根本不理會他們膳食中的蛋白質，只試著增加蔬菜和菜湯，並觀察有什麼變化以後，才開始除去肉類。

雖然我不能同意唐納生醫師的全肉類膳食，我仍衷心同意他對麩胺酸鈉或麩胺酸鉀（monopotassium glutamate）的批

評。它是一種調味品，有不同的商業名稱。在 《強健醫學》
（*Strong Medicine*）一書中，唐納生醫師寫道：

> 最安全的方法是不買含有它的東西。所有烹飪書全
> 都是在描寫麩酸胺鈉的調味能力，它並不是在調味，而是
> 刺激胃壁，使之發生鮮紅的急性充血。這個充血產生饑餓
> 感，使你想再吃第二次。二次大戰前日本人用整船的這種
> 東西來換取我們的廢鐵，如今，美國的大工廠又向大眾推
> 銷這東西，很多種罐頭湯內都含有這種可悲的材料。製造
> 商在聽取他們的化學家報告時並不特別聽敏，但當大眾知
> 道胃部急性充血是誘發胃癌的最理想方式時，罐頭湯的命
> 運就將會改觀了。

我亦曾觀察到**味精除了刺激味蕾而改變味覺外，也刺激甲
狀腺並加速心跳**。這樣的確有使病患體重減輕的趨向，就像對
甲狀腺抽取物的效果一樣。

以減少食物做為減輕體重的方法是從來不受歡迎的。很多
人養成終生習慣，對某種食物上了癮；除非吃飽了，否則就感
到不適。於是只好讓他們吃足夠的量，而後於膳食中再加入某
種東西以干擾養份的吸收，這樣也可以做為阻遏肥胖的方法。

油治療法

數十年前，倫敦蓋氏醫院（Guy's Hospital）著名的外
科專科醫師亞伯斯諾特‧藍（W. Arbuthnot Lane）爵士對慢

性胃腸中毒及便祕很感興趣，他嘗試找尋一種輕微的、無刺激性的輕瀉劑。經試用各種油類後，最後決定用液態石蠟脂（petrolatum，凡士林，一種礦物油）。我發覺病患用過後多會減輕體重。自從在膳食中加入各種油類後，很多肥胖者都得到治療，但因為其中很多種油對腸壁黏膜有化學刺激，因此只有中性、無刺激性的油類可資使用。

今日藍爵士的功勞已被遺忘，但有新的油治療法曾被廣泛地用以做為減重的方法。但飲用大量油類是會發生危險的。任何認為卡路里沒有作用的食譜設計都是非科學化的，因為卡路里確實是有作用的。風行一時的「好萊塢十八天食譜」或米食法、威化餅乾、藥丸、膠囊、減少食慾的藥丸和減肥的零嘴都是同樣危險的。那些合成或配對的膳食——帶骨肉塊和鳳梨、葡萄柚和黑咖啡、香蕉和脫脂奶——不僅不易平衡且又單調；最有害的是葡萄柚和黑咖啡，因為葡萄柚的高度酸性會使鈉由肝外逸，我曾見葡萄柚膳食損壞了所有的牙齒，被愚昧的女性長期採用後，它便會把所有的鈣排出體外。

肥胖三大類型

從古至今，有很多治療肥胖症的簡易流行方法（可以寫成許多書籍），每個方法都提供一份很理智的分析。這真是一道難題：現在每五個美國人便有一人過重或正在增加重量。將無用的脂肪帶在身上，不只外表不好看，而且對生存也有影響，正如別人說：「背負體重愈多，愈希望不要背負太長久。」

我認為在治療肥胖症病患以前應先分類。下面是三大類型：(1) 過於饞嘴；(2) 源自於內分泌的；(3) 中毒性過重者。

■嘴饞型肥胖

病患最多的大概是過於饞嘴這一類，因此減少食物的量是最合邏輯的。但他們都習慣於離開餐桌時要帶著舒適的飽足感，因此要他們減少食物是很是困難的；如果真要他們減食，他們會在正餐之間進食並在晚間狂掃冰箱，這樣反而更會增胖。所以基本上要用卡路里含量最低的食物填飽他們的肚子。

我建議每餐的第一道菜是自製的菜湯，絕不要買現成罐裝的；接著是大盤沙拉，如此，其他豐富的食物送上來以前，他們已經肚子半飽。豐富的沙拉也可以解除便祕，便祕使病患有較長的時間吸收食物。現在很多工作合約中都簽訂有咖啡休息時間，這對關心體重的人是有害的，因為他們都在這段時間內進食甜甜圈。雞尾酒會亦提供不少熱量，一個人需要有堅強的意志才能抵抗這些誘惑，而這正是肥胖者所缺少的。

如果要在各餐之間及看電視時吃點心，我提議用新鮮或煮過的水果，絕不要乾果，因為它含糖量太高。這樣的養生法只會使體重慢慢減輕，而非突然地減輕。有時所減輕的重量也許會令肥胖者灰心，但沒有任何一種健康的減肥膳食能像魔術般快速地收效，用懲罰性膳食也是一樣——因為肥胖者很快就會厭倦，於是體重又回升了。我發現要戰勝增大的腰圍最容易的方法是慢慢但平穩地收縮，而這正是我的一名老病患所做的。

當我見到她時，她已經75歲，重138磅並主訴她很疲倦。

血壓是210/100，她曾服用藥丸來減低血壓但功效不大。如今她已不用那些藥而改食下列的東西：清早是熱水，早餐是紅苜蓿茶、燉過的水果及小盤煮過的穀類麥片；午餐是稍煮的牛肉或羊肉，熟的非澱粉性蔬菜及一湯匙馬鈴薯泥或硬南瓜泥和半小塊奶油；下午吃新鮮或煮過的水果；晚餐是很多櫛瓜或豆莢、稍煮的牛肉以及如高爾夫球大小的水煮馬鈴薯；睡前吃水果或蔬菜湯。這樣的食物供應使她從不叫餓，並輕鬆愉快地保持這種膳食。三年後我見到她時，她的血壓是130/70，體重保持在113磅且無任何病症。

■內分泌性肥胖症

那些肥胖原因源自內分泌的人是第二類，代表另一種問題。常見的內分泌性肥胖症是腎上腺型或是腎上腺腫瘤病患，或只是單純的腎上腺腫大。他們吸收養份似乎比常人快速，雖然只有少量食物也能增加體重。由於是腎上腺型，他們便有拖車馬般的體型，大塊頭而肌肉發達。他們特別容易以吃糖、澱粉質和脂肪的食物來增加身體內脂肪，而且常會對那些東西上癮。含有瘦肉、非糖化飲料、新鮮或煮過的水果以及非澱粉性蔬菜的膳食對他們非常有益，只要他們能夠堅持下去。一定要避免進食鮮奶油、奶油、蛋、肉類脂肪和肉汁。

運動對他們非常有價值，可以保持肌肉張力和幫助氧化碳水化合物。開始時要慢，而且要易於實行，再慢慢增加——如果他坐著比站立的時間更久的話。

我有位男性病患有腎上腺性的肥胖，他重203磅，血壓

110/80，沒有任何不適，只希望能把體重減至165磅。初見他時是五月，我叫他採用低糖、低澱粉的膳食。他小心地遵照食用，到十月底他的體重是180磅：但在感恩節及聖誕節過後，他的體重又回升至197磅；次年九月他重200磅：雖然他只吃很少量的糖和澱粉，但因為他是標準的腎上腺型，故不可能持久地減重。

另一種內分泌肥胖型可見於甲狀腺乾竭症，常稱為「黏液水腫」（myxedema），罕見於美國，再繁忙的醫師在一年中也不會見到多於六名這種病患。這病是可以治療的，但必須服用甲狀腺抽取物或含碘豐富的食物。同時，黏液水腫者對澱粉的處理能力不佳，食譜中最好是刪除所有的澱粉食物。只要他們的甲狀腺並未耗盡，服用甲狀腺素定會有奇蹟性的改變。

現在許多醫師將甲狀腺抽取物隨便用於處理各種肥胖症，或者用以達到刺激的目的，就是因為它能治療黏液水腫。這個治療方面的錯誤是基於我們對基礎代謝率（BMR, basal metabolic rate）的誤解，或是對血中碘含量的估量錯誤。請你留意，負的基本代謝率不只是因為甲狀腺功能不良，同時也可能由於肝和腎上腺的功能不足所造成。

肝臟功能不良及腎上腺功能過低的病患，都有較低的代謝率，雖然甲狀腺功能仍高。這種病患對甲狀腺治療的反應奇差，同時反而可能引起精神崩潰或心臟毛病。在計算血的碘含量時（與蛋白質結合的碘，或PBI試驗，如今很是流行），就是要衡量甲狀腺的活動能力；然而必須記得在中和毒素時，碘與有害蛋白質的分子結合得很緊密，使得這種試驗無法測出正

確狀況，因此便會誤以為病患甲狀腺功能過低而事實上已是過高了，此時如果給以甲狀腺抽取物將造成大害。

■中毒性肥胖病患

對第三類中毒性肥胖者的治療是所有類型中最不易處理的。身體中水份及黏液滯留在淋巴通道，致使體重增加，這表示毒物從別處轉移到這些組織中。因為肝與腎功能不好，無法立刻排除有害物質，於是這些毒質便滲入各種組織，使組織變大而增加重量。當這些病患在禁食或用藥物治療時，肝和腎的「消化過勞」除去了，病患便有所謂的「排除危機」。這不只使病患大吃一驚，更使他對這種治療方法感到失望。

通常只有一種食物的消化遭受到嚴重損壞，因而形成這種腫脹情況。病患的肝臟也許對糖類、澱粉、脂肪、蛋白質、咖啡、茶、巧克力、醋、鹽或任何作料有過敏反應，細心的醫師常能夠決定是哪種食物不能與他共存，於是治療便有賴限制或減少這種食物。通常病患多會偏好對他們有毒的食物，只因為它們有刺激性；雖然這些食物可以提神或使他們感到舒適，但吃多了會引起致命的肝硬化。這種病患經48小時禁食後，尿液中會有大量最具侵犯性的毒素出現，醫師可由這個指標提供合適的食譜。這種膳食常會有神奇的效果，小心遵從膳食指導，病患可以在一週內減輕10磅，所減輕的是有害的腫脹，多半是積聚於過多的鹽、毒素等四周的水份。

在回到正常飲食時，因缺乏刺激性食物，病患會感到疲倦、軟弱，常需臥床休息，這些惱人的症狀在治療開始時就要

向病患說明。臉部的腫脹通常最快消失，他的朋友（尤其是肥胖的）會訴說他的面形「脫水」得多麼難看。經過這段過渡時期之後，肝臟功能漸漸修復，精力又充沛起來，而且這跟以前他們以為是健康其實是毒刺激的狀況完全是兩回事。

卡里爾醫師在《人的奧祕》（*Man, the Unknown*）一書中，對這些複雜的病徵（綜合病徵）有明白而詳細的描寫。不單只是很多人對有毒刺激性食物的能力產生錯覺，以為它們是很有益的，就連醫師也大多不能從已故的卡里爾醫師那明確的觀察裡獲得教訓。

當患有毒性腫脹的肥胖者經治療得以康復後，那些會引起過敏的食物要終生禁止食用。對他來說，這也不是件難事，因為食用適合他的東西會使他感到比以前更好。

在我的檔案中有些病例是對某特殊的東西過敏。一位女士，64歲，是社交名流，俱樂部的會員，也是忙碌的主婦。她找我是想減肥，此外她常感覺疲勞。她19歲時重99磅，曾服用過某位醫師開給她用以減低甲狀腺功能亢進的藥；不久她體重增到122磅，當時可能是正常的。結婚後不久懷孕，生產後體重增到180磅。到第二個孩子生下來時體重也一直保持180磅，其後數年體重都在165-180磅之間升降。她來找我時重165磅，證據明顯指出她有澱粉消化不良引起的腫脹。使用無澱粉膳食後腫脹消失，體重降到145磅（對她來說是很理想的）。雖然警告她不可吃甜的澱粉，但她偶爾還是吃了；而且每次吃後都有突發的心臟病，最後一次最為嚴重。她如今只吃熟和生的蔬菜，而且多是非澱粉類的；還有稍煮的牛肉及羊肉和一些水

果。她的生活仍然忙碌且充滿活力，現在她健康的體重是145磅，沒有毒性腫脹的跡象，也沒有心臟病的病徵。

趙飛燕的煩惱

增重與減重同樣是件困難的事，身材如瘦賽馬型的人，通常有功能過高的甲狀腺和軟弱或功能過低的腎上腺，所以一直都那樣苗條。無論如何想增加體重，甲狀腺都會在營養變成脂肪以前把它燒光。每次他們想變胖，就吃下大量的糖及澱粉，這些食物對甲狀腺都有刺激作用，在一頓豐富晚餐和整晚可自覺的心跳之後，醒來時，只會發覺又輕了一兩磅。同樣，太愛好油膩食物者，常有消化不良的情形而阻止他進食各種適量的食物。很多人常飲用大量的牛乳促進體重的增加，但牛乳被還原後所增加的體重也消失了。

關於體重不足，我觀察到一個膳食最大的錯誤。因為人們相信填塞食物可增胖，就如同在農場將鴨的嘴張開而灌入食物一般；但這種方法對人類是無效的，特別是甲狀腺類型者。他們拚命的吃奶油和鮮奶油，直至產生黃疸（jaundice）或長出瘤、疔為止。讓他們隨心所欲的吃比限制膳食更好，因為一到中年，他的甲狀腺功能會下降，體重會增加，甚或長胖——雖然所吃的與以前並無不同。

甲狀腺型患者還有一個特色，即無論肥或瘦，他們沒有吃早餐的需求，因為前一個晚上已經吃了豐富的餐食。但這不只是虐待消化，而且造成失去胃口的膽汁狀態。醒來時他的

毒膽汁尚宿醉未醒，如果不吃早餐，體內化學平衡便會回復。如果他不吃晚餐（包括睡前點心），早睡的胃口便回復過來，也能消化了。很早已有人注意這個事實，在1900年詹姆士・杜威（James Hooker Dewey）醫師寫了本關於「無早餐計劃」的書，那時很是流行，也幫助了很多甲狀腺型病患得以脫離消化不良及體重不足的境況。

其他膳食專家曾推薦別的「無大餐計劃」，或至少是非常少量的食物。營養學家阿德爾・戴維斯（Adelle Davis）相信我們應享用帝皇般豐富的早餐，皇子般的午餐，但要有如貧民般的晚餐。我發覺少吃東西對消化不良者很有幫助，可使身體健康及體重增加。有時病患天生肝臟功能不良，而有過度分泌的甲狀腺分擔肝的解毒工作以幫助肝臟。因為甲狀腺分泌的碘分子亦是種強力的解毒劑，這些患者食量不大，常保持身體良好、強壯及健康，但永遠是瘦的。

全美各地的診所常充滿過胖的病患，他們大多數希望有減肥的妙法——一粒藥丸可使體重魔術般地化掉，而你又可隨意大吃大喝——這是廣告商常用的手法，不幸地，科學目前仍未能發明這種藥丸。因此難題仍然存在，就如同詩人德拉梅爾（Walter De La Mare）所寫的：

> 這真是奇妙非常，
> 說有多奇妙便多奇妙——
> 不管T小姐吃什麼東西，
> 那東西就變為T小姐的。

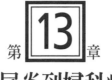

從闌尾炎到婦科疾病

替代性排除對每種疾患都扮演某個角色，而疾病的名稱是由所牽涉的器官來決定的。由於醫學的進步神速，人們也變得過份依賴它們，特別是特效藥與外科手術的濫用，已經干擾了整個生態的循環並增加人類的病態。

從最後分析的結果我們知道，健康是依靠純潔血液的循環，血中的成份又依靠我們吃的食物。如果吃了適當的食物，便產生正常的血液，如果血液正常，肝臟、腎臟、心臟和其他所有器官都工作正常，在這些理想的條件下，生病是絕對不可能的。本章我會約略提到其他數章內沒有提到的一些疾病和用正確的食物治療它們的方法。

闌尾炎

闌尾炎有兩種炎症形態：慢性的和急性的。在慢性炎的

長時間裡，病症是逐漸發展的。急性闌尾炎的開始則是很突然
的，同時連帶有噁心、嘔吐、發熱和嚴重的腹痛；病患馬上會
跑到醫院要求做救命的闌尾切除。

　　但這是不是救命的必要程序呢？

　　雖然常被指示馬上作外科切除，但是這裡有正確的原因告
訴我們，為什麼外科切除不是急性闌尾炎病發後的最佳處理程
序。比方說，外科手術很難清除膿腫，尤其是當病患被迫臥床
時更是如此。排泄管帶來異物的刺激容易引致鄰近組織不正常
的癒合，而有不雅觀的疤痕，同時病患也可能（雖然很少）死
於手術後的腹膜炎。

　　但是因為外科的手續簡單，復原率又高，且是闌尾區腹痛
的常見病症，闌尾切除遂成為扁桃腺切除以外最普遍的手術程
序。主持這簡單切除和縫合手術的外科醫師被稱為是拯救者，
因為他們除去了一些有害的東西——去除討厭的器官，並迅速
而完全地恢復健康。

　　但是讓我們詳細檢查這外科手術的細節。如今比以前多了
很多手術前的藥：複雜的麻醉藥，多量的抗生素，和其他手術
後的藥物；再加上手術與入院的昂貴費用，使病患不禁懷疑或
許應該有一個比較簡單而有效的方法。現時每個人都知道抗生
素並不是完全無害的，雖然它們好像在製造奇蹟，但實際上它
常縮短了病患的生命。同時很不幸的，現代藥物後發的副作用
很少被與它們的用途連在一起考慮。

　　羅耀拉大學（Loyola University）醫學院預防醫學和公共
衛生學系的教授賀伯特・雷特納（Herbert Ratner）醫師，在他

稱為「抗生素時期的有害效果」主張中告訴我們，他感嘆「由
於醫學的神奇進步，不管是心臟外科或腦外科，抗生素和免疫
劑……如果沒有了這些，很多人在許多情況下都會死亡。這說
明了醫學的進步，我認為我們要成全它。但在這種情形下，我
們同時增加了病態和憂鬱。我們為死亡做了很多事，但很少為
生命而努力，而在某些例子中，由於治療的錯失，我們直接將
生命轉為死亡。不幸地，藥物引起的疾病與死亡並沒有登記在
疾病報告中。當大自然需要幫助時，我們必須及時而誠懇地利
用醫術和她一起行動，我們可以以強迫與堅決的用藥或其他程
序幫助她，尤其是在生命受威脅時，但是我們也要知道，在強
力而危險的藥或根本而冒險的外科手術的應用沒有得到保證之
前，不要參與行動。」

　　每一位有思想的醫師都關心使用強力而危險的抗生素的危
險性。富蘭克林・畢克磊（Franklin Bicknell）醫師在《食物中
的化學物質》（*Chemicals in Food*）一書中說：「抗生素如盤
尼西林、金黴素（aureomycin）、土黴素（terramycin）等，已
被普遍且不加選擇的濫用於控制任何一種感染，即使是不重要
的。這種批發式的使用抗生素法有兩大缺點：細菌對抗生素產
生抗藥性，而病患對它們變得過敏。」尤其令人驚訝的是，用
以治療牛的感染所用的盤尼西林，會進入牛乳中而引起牛乳消
費者嚴重的反應。

　　讓我們回過頭來談外科手術。毫無疑問的，有些病例是必
須動外科手術的，病患會害怕一旦外科手術不馬上進行，會有
什麼可怕的結果發生。因此，當不願墨守成規的醫師反對對每

一個急性闌尾炎病例進行外科手術時，他發現很難說服病患以另一種方法進行治療。有時病患試用成藥而拒絕看醫師，直到腹膜炎發生爲止。就算如此，如果能以外科手術迅速的將膿排除，他的生命也許還可以保存。

我常常相信只要在極小心的照料下，不需要外科手術也可以治癒破裂的闌尾。這裡有個例子：病患是46歲的男士，對天然食物的選擇已有多年的興趣，雖然身材瘦小，但發育良好，不肥胖，體重135磅。他的太太和我所接生的兩個小孩都是我照顧的，他們全都吃小心選擇的膳食而都很健康。他們夫妻都是教員，常要出席社交晚宴，就在其中的一次晚宴中，先生對食物作了不明智的選擇。

以下就是以日誌方式記錄下的病歷。

在7/19的一個墨西哥晚宴裡，他吃了一塊玉米粉蒸肉餅和拌了很多醬料的青菜沙拉，而最後是豐盛的冰淇淋。

凌晨兩點他被嚴重的腹痛弄醒。太太替他灌腸，效果良好，但是腹痛加劇，兩人都認爲是急性消化不良的結果。他整天臥床，自此沒有胃口，只喝很少量的水。每四小時給他灌腸一次，他很不舒服，體溫約37.8°C，同時伴有噁心與嘔吐。不只吐出了前一天的晚餐，也帶出小腸的內容物。約48小時後疼痛突然停止，他也感覺舒服多了，但是熱度增加至38.3°C，脈搏快而微弱，這時他才來找我。

很奇怪，病患外表不像有病，事實上，他說他很高興可以下床而且次晨即工作去了。他的脈搏每分鐘跳動120次，體溫是38.3°C。前述的病症在在顯示是急性闌尾炎，我的結論是闌

尾已經破裂，而破裂後疼痛才停止。因為他沒有用藥，所以病症不全為止痛劑所遮蓋，最後的灌腸排出物沒有顏色，而腸內的氣體活動也停止了。他告訴我：「如果可以避免，我不要開刀。」而我告訴他：「很好。可以不用藥或用刀醫治你，但是你一定要答應入院和外科會診。」他同意了。

外科顧問是畢業於哥倫比亞大學（Columbia University）醫學院，服務於比利維醫院（Bellevue Hospital）的醫師。他既能幹又富經驗，更是我的朋友，他願意與我一起做每天的檢查並隨時待命。7/23在醫院作第一次檢查，發現在闌尾區有一處壓痛點，大小如橘子的硬塊，且可以自直腸觸摸到它。沒有顯示有蠕動（消化管內收縮和擴張的交替波動），灌腸沒用，同時強烈的顯示瀉藥的不當。對腹部極仔細聽診也沒有發現腸氣輕微運動的證據，這顯示出聰明的造物者安排了一個完全安寧與休息的狀態。

病患只在改變他臥床的姿勢時有輕微的噁心，而嘔吐已停止了。小塊冰塊含在口中會令他覺得很滿足，但沒有食慾。白血球數為2萬，其中96%是多形細胞（polymorph cells），這表示有膿腫和局部化膿。他的血壓是100/70，且心臟跳動沒有不規則現象：除了觸壓外沒有腹痛，睡眠也很好。

7/24，由於沒有噁心，觸壓時的疼痛也減輕了，病患舒服地躺在床上，享受著閱讀和聽音樂的樂趣，他仍然喜歡含小塊冰塊。我發現腹部硬塊已增至葡萄柚一樣大小，外科醫師則發現直腸硬塊增大且更為堅硬。

7/25，血球數降至12,000，而有85%為多形核白血球

（polymorphonuclear leucocytes）。這些白血球扮演了警察的工作，表示膿腫已爲壁壘所包圍，對毒素的吸收已減少了。體溫降至37.5°C，脈搏是90且頗爲有力，血壓是100/70；沒有噁心與嘔吐，硬塊的硬度與大小則沒有改變。

7/26，病患的狀況保持不變，腸的蠕動一點也感覺不到。每天都給他小量溫暖的灌腸劑，排出物是無色的，沒有糞便的蹤跡。

當日探望他時，他表示希望吃葡萄柚，於是給他以二倍開水稀釋的葡萄柚汁，同時加有小塊冰塊。他的體溫保持在37.5°C，腸還是沒有蠕動，甚至觸壓也不再疼痛了。硬塊仍保持同樣的大小，病患感覺非常舒服，沒有半點驚慌，並且享受著他的休息狀態。我的外科醫師朋友則大吃一驚，我想他仍然在考慮切除膿腫；而我相信那膿腫雖然被包圍著，仍然會慢慢地向鄰近的大腸壁移動，而在那裡破裂。腸將不會有蠕動，直至膿腫壁破裂而將它的內容物排出大腸爲止。跟隨而來的是一個腐爛、帶有血和膿的排出物。這時大概是在發病後的第12～14天。

7/28，除了體溫降至37.2°C外，沒有任何改變。

7/29，仍然沒有腸的蠕動跡象，硬塊的大小也沒有改變，但是體溫又降至37°C；血壓是90/60，心跳正常，並沒有費力的現象，脈搏每分鐘80次；病患對稀釋的葡萄柚汁仍然很滿意，也沒有要求其他食物；白血球數仍是12,000，多形核體佔80%。尿液的檢驗從開始一直呈負反應，在發病期間，尿液中唯一發現的是靛苷（indican）內容物的增加，表示腐敗的物質

從腸被吸收到血液中。

7/30，仍然沒有改變，病患不感覺肚子餓，對葡萄柚汁仍十分滿意，體溫是36.9°C，外科醫師也發現情況一樣。

7/31，硬塊變小，白血球數保持12,000，多形核體則增加至85%，我們已經有點不耐煩且早就預備好讓膿腫破裂至大腸。病患在睡眠時沉睡不動，毫無知覺，在白天也小睡多次。他看來疲倦，但是比以前更健康。他感覺到強壯得可以做任何他想做的事，包括每天在醫院走廊來回走動數次。

8/1，白血球數降至11,000，多形核體佔83%；血壓與脈搏則保持不變。

8/2，膿腫終於破裂，膿腫硬塊已摸不到。次晨腸產生有力而自發性的排便，其中包括膿腫的內容物。白血球數降至8,000，而多形核體佔80%。這時，病患首次有食慾。他重110磅，血壓是100/60，脈搏是正常的每分鐘跳動70次。無論在直腸還是在腹部，再也感覺不到硬塊了。糞便內有少許臭的物質。

隨著食慾的增加，想吃食物的問題就來了。我給他一些較濃的其他果汁，和小心濾過的稀菜湯。

8/5，他可以喝牛乳和吃蛋黃、煮過的穀類麥片、燉的水果和熟的非澱粉性蔬菜如豆莢和嫩南瓜等。同時，他出院了。9/12他重127磅，身體十分健康，小心檢查直腸也沒有發現以前的病徵了。

一個月後，他重131磅，我認為這是正常的體重。每天給他小量（1/30格令〔grain〕）的甲狀腺抽取物，以幫助他重建

甲狀腺，因為在發病期為了身體解毒它已用竭了。藥劑的供給持續六個月，除了甲狀腺的抽取物外，沒有給他任何藥物。

當病患闌尾破裂而急性疼痛消失後，都沒有為他做用力或詳盡的觸診，因此破裂闌尾的膿沒有散開，也因此沒有一般的蠕動發生。一旦闌尾破裂，大自然會大膽地建造一道牆壁將臭的物質包圍，而引致局部腹膜炎。這對病患是無毒的，因為它已被適當地處理了。這種適當的處理包括阻止他好心的親戚堅持要給他營養豐富的食物來恢復力氣；如果吃了這些食物，甚至只是小量，他的發燒定會加劇，腸胃脹氣將變得無法忍受，疼痛會增加，同時噁心與嘔吐會再度出現。

治療這一大堆惡劣的情況時，可能要開配大量的鎮靜劑，這些藥可以麻痺他的交感神經系統，腸氣便會增加，終至需要動用救命的外科手術。

氣　喘

氣喘是一種卡他性小支氣管的支氣管炎，包括最小的細支氣管。這種替代性的排除同樣受甲狀腺控制。氣喘病患的腎上腺活動比正常人低很多，因此，腎臟功能的化學作用是不完整的。因為受到這種束縛，肺嘗試通過它的黏膜幫助衰弱的腎排除部份毒素；但是肺並不適於當做腎的附屬器官而工作，刺激性的毒素引起更嚴重的發炎，使得支氣管退化及萎縮。

在人體的所有器官中，肺是最脆弱的，任何刺激（例如香菸、煙霧或卡他性發炎）都會嚴重地損害它。氣喘的主要毒素

是食鹽和澱粉消化不良的毒性產物。

很多試驗顯示出有些治療方法——如腎上腺促進素、腎上腺素和可體松類固醇（cortisone steroids）——對醫治氣喘並無效果，但是排除麥類、乳、蛋、巧克力、魚和其他過敏性較少的食物，仍可以解除氣喘患者之苦。我發現氣喘者膳食中的澱粉性食物是絕對會產生有毒的物質的，因為水果和其他酸性果汁都會刺激腎臟，如果在氣喘病患的發病期間供給他水果或酸性果汁，那將很危險，因為他的病症使果汁不能在肝臟內完全被氧化。

醫界人士承認，至今並無藥物能治療氣喘。事實上，很多醫師相信，這種病根本無法完全根治。但我已發現一種合理且通常可以成功的治療方法。首先要為病患解毒，然後嘗試建立氣喘患者的腎上腺功能，來代替已經充血得過份疲勞的肝臟。最有效的解毒過程包括讓受影響的器官多休息，並改善病患膳食做為解毒劑。由於肝無法吸收無機物，所以一般給予多種鹼性有機物：鈉離子由南瓜、黃瓜或其他多汁的瓜類及木瓜或馬鈴薯供應，鉀離子可由綠色蔬菜取得，鈣離子從植物的莖中取得，維生素及一些微量的礦物質則由一些生蔬菜根汁中取得。這些蔬菜所做出的湯最容易被病患吸收，也是最有價值的膳食。

氣喘的病患甚至禁止食用微量的鹽份，食鹽通常在食物中佔比過高，因為它可以刺激腎上腺，但它本身卻是一種高度腐蝕性的物質——以前做為防腐劑，現在怎能用之於體內!?但是在蔬菜中發現的有機鹽是非常有用且沒有毒性的，這種形式的

氯化鈉是身體極端需要的。

　　當病患在正確的膳食情況之下，每天檢查幾次病患的尿液，會發現顏色愈來愈淡，且其中所含的毒物比一般氣喘病患尿中所含的毒物特徵來得低。知道何時血中毒物被清除是非常重要的，因為真正的營養物必須在此時供給，否則病患會發展成饑餓酸（starvation acid）和疾病的復發，他可能把自己的組織消化了（這反而是極毒的），於是血中又流著新濃度的引起氣喘的有毒物質。

　　供給他的養份中必須含有蛋白質，吃生的或稍微煮過的牛肉及羊肉，甚至對小孩來講，都能提供最多量的氨基酸而造成最少量的肝臟充血。這些食物可以在病患呼吸變得較順暢時才給，至於份量多少則視病患身體對食物處理的情形而異。幾星期以後，病情有了穩定的改進，體重也增加了，此時試著給予其他食物。依一般的規則，濃縮的澱粉是禁食的，像一些易腐敗的乳類製品及雞蛋也禁用。最後當病患學習到哪些食物對他而言是最有利、也最容易消化時，他可能自己會採用最適當的食物組合。

感　冒

　　奧斯勒爵士曾經宣稱：「只有一種方法可以治療感冒，那就是置之不理。」但是當詹森總統在要宣誓就職的那天患了感冒，它就變成頭條新聞了，如同宣戰般的重要。美國人一般不同意奧斯勒的意見，為了尋找解除惱人的感冒症狀之良方，他

們一年花費將近2億5000萬元於藥丸、鼻滴劑、噴劑以及止咳藥物上。Colds附上一個形容詞common，因為它們比其他毛病更為流行。

要了解感冒，我們應該知道呼吸道的黏膜或內層皮膚可以分為三部份：(1) 鼻腔和鼻竇的黏膜，(2) 鼻咽和喉頭後部，(3) 呼吸樹狀組織的黏膜，例如肺。這些黏膜區域就像其他所有的黏膜一樣，也受到甲狀腺的影響。感冒或一般典型的發炎造成卡他性分泌（catarrhal exudation）的結果，主要是由於毒物替代性的排除，尤其是甲狀腺所引起的。

四種不同程度的黏膜發炎，在感冒時均可能發生，主要視毒物排除的情形而定。**第一種，有單純的發紅和受到鹼性液的刺激**；例如感冒初期流下清鼻涕。這種發炎只影響到黏膜的最表層，黏液腺層則很少受到影響。因此初期感冒的水狀分泌物中並無黏液存在，排出物中主要的刺激物是氯化鈉，這種感冒可能只延續一兩天，很快即可復原。硝酸銀的稀釋液經噴灑或塗抹於黏膜上，由於可以改變高度可溶性的氯化鈉使變成不溶性的氯化銀，使得氯化鈉引起的刺激性消除。各種卡他性分泌物均含高濃度的氯化鈉，正如一般餐桌上的食用鹽，因此我以為，食鹽這種調味品在全世界均被用得過量了。

第二種程度的發炎特徵在於較深一層的破壞，包括漿液層和上黏層，黏液腺也受到影響：所以分泌物中包括漿液及澄清的黏液。發炎的程度視毒性分泌物的濃度及化學成份而定，這種情形可列為中等程度的感冒，一般延續三到四天。

第三種程度的發炎則影響了黏液腺的裡層，發生中等程

度的破壞，包括黏液細胞的破壞。細菌集中去消化發炎後的產物，且白血球湧入破壞細菌。此時分泌物呈黏液化膿性，亦即分泌物中除了黏液、漿液外還有膿。這種感冒維持十天或更多天，本身已具相當嚴重性了。

第四種程度的發炎，影響到前面一層加上最深的一層，這一層充滿的血管血液會出現於分泌物中，稱為充血性黏液化膿（mucopurulent-hemorrhagic）。如果大血管被毒物腐蝕，則會造成危險性的出血，這種感冒相當嚴重，且會維持數個星期或更長的時間才能達到完全的復原。

感冒在原因方面沒有什麼神奇性，雖然醫界人士在這方面有過很多爭論。通常感冒在冬天非常盛行，因為此時皮膚功能活動較低，皮膚的呼吸及排汗均相當少。而且，冬天平均膳食中含較少量的水果及蔬菜，且具有較高濃度的鹽份。當病患的活動減少時，他們傾向於便祕及吃得過多，特別在假期季節——感恩節、聖誕節及新年——造成肝、腎功能及一般代謝的破壞，所以感冒通常發生在這種節慶之後。

事實上在感冒以前身體已處於中毒狀態，感冒只是以另一種方法來表示：血中毒物濃度已高達可以傷害肝和腎的程度，以至於無法排出；所以做為身體防禦第三道防線的甲狀腺加入戰爭。如果甲狀腺必須處理這份差事，就會出現卡他性發炎。本質上，感冒只不過是一種卡他性發炎罷了。

細菌並非致病的原因，它們只是發炎發生以後的清道夫，吃淨有毒的廢物及死細胞。但是，吃了死細胞及有刺激性毒物的細菌所產生的廢物本身，會被感冒患者吸收而進入血液。

　　用來治療感冒的藥物相當多，但大多數是做為消除症狀及降低體溫的。這些藥物通常弊多利少，因為它們刺激過度工作的肝——體內的解毒中心。大眾化的抗生素主要在劇烈刺激腎上腺，造成清除血中毒素的目的。如果腎上腺很弱或枯竭，疾病就轉成慢性，且通常會再發。

　　窮科學之力，並沒有發現一種治療感冒的特別方法。由於體內充滿毒物，最好移除所有的壓迫，直到體內進行毒物的排除工作。肌肉的休息是必要的，所以，病患應該立刻休息。但是肌肉的休息不及腺體休息一半重要，因為肝臟已過度衰竭和疲勞。

　　有兩種方法可以減輕肝臟的負擔：第一種是停止蛋白質、糖、澱粉、脂肪的攝取；第二是嘗試發現毒血症的化學特性，並給予一般劑量的，可以稱得上是治療的解毒劑，亦即清水、稀釋的果汁、稀釋的蔬菜湯（不加肉或其他調味），或稀釋的生蔬菜汁。有時煮過的果汁——稀釋完全——也是需要的。這種治療稱為「齋戒」。如果這樣繼續下去再配合休息，可以說是一種理想的步驟，並且一定可避免併症的產生。

　　奧斯勒爵士相信感冒應該以「置之不理」的方法治療，但是他對這種病也加上一種簡單而有效的處方，亦即：「臥床休息，讀本好書，不吃食物。」而希波克拉底的名言：「如果你給一個感冒的人吃，你就該讓發燒的人餓。」從他寫這句話到現在都被認為是正確的，雖然現在已被改成「傷風要吃，發燒要餓」。但是只要是人類，都會有迷信和害怕的，都會相信他們是受到外來攻擊的無辜犧牲者；也將會繼續利用一些治療方

法，以期逐出感冒並殺死細菌。

糖尿病

糖尿病是一種慢性病，患者體內無法代謝部份吃入的食物，特別是糖和澱粉。在美國造成死亡的疾病中它排行第七位，約有250萬人診斷出有糖尿病，加上另外100萬可能有糖尿病的患者，或更多自己完全不知道的人。胰島素及抗糖尿病的藥丸被稱為糖尿病的「救生員」；然而，事實真的是這樣嗎？

再一次冒著會被稱為「爭議性」的危險，我仍然要反對這點。胰島素是有毒的物質，對血管壁有害，連續使用可造成不同的動脈疾病。仔細的觀察顯示，身體可以忍受胰島素注射的最大中毒量約為25年，屆時病患動脈會分解，接著是生命終止。糖尿病患者總是處於經常中毒的狀態，而甲狀腺通常受到過度刺激：胰島素破壞了甲狀腺的功能，且減慢了從肝臟釋放糖到血中的速度；抗糖尿病的藥丸也有破壞甲狀腺功能的能力，且藥丸的治療效果十分微弱，卻對其他器官的毒害（特別是肝臟）非常大。它們事實上比胰島素更具危險性，所以治糖尿病的藥丸是不值得我們冒險服用的。

對於治療成年人的糖尿病，我已能夠利用膳食的改善控制尿中的糖份。（對患糖尿病的小孩，縱然是使用很好的治療方法，預後也非常差。在我能力範圍內，我所能採用的最好方法就是減少每天胰島素的服用量，從40單位減至5或10單位，但是決不能完全不服用。）

我安排病患一種較清淨的膳食，**對糖尿病患者來說有價值的養生法是吃蔬菜──煮過的、不含澱粉的蔬菜和菜湯**。我的目的是在幫助胰臟衰竭的病患。胰臟的主要化學成份是鉀的化合物，故含多量鉀離子的蔬菜特別有效。如果能建立鉀離子的濃度則不僅可以再度恢復胰臟的功能，而且還可中和過多的酸；而過多的酸往往是糖尿病的背景。

我發現控制糖尿病最好的方法是**去掉他們所需的胰島素，讓他們臥床休息**。如果病患不接受這個建議且拒絕這種嚴格管制的膳食，那我就愛莫能助了。這種膳食包括略微煮過的非澱粉蔬菜，像芹菜、荷蘭芹（洋芫荽）、櫛瓜以及豆莢，全部加水混在一起做成湯。病患一直照著這個膳食吃，直到血液中沒有測出糖份為止。他要躺在床上保留精力以便讓肝臟和胰臟在不受酸干擾的情形下，把握一切可能的機會做它們的工作；還需花一到四天或更多的時間使病患呈現無糖的狀態。

經過一段時間非常小心的膳食管制以後，病患可以恢復正常的活動，然後注意觀察他於多久以後又有糖份出現。此時，他要再度上床「齋戒」，只吃蔬菜湯。通常這次只需一半的時間即可使他呈現無糖狀態。我所要研究的是給予特別的病例一份理想的膳食，使他維持不含糖的狀態，而仍然有足夠的精力做一些工作。任何一名嚴重的糖尿病患，不論體內是否無糖，經常有個失常的胰臟，更進一步會有個失常的肝臟，所以任何人都不該希望他是百分之百完美和生活正常。在較輕微的病例中，病患對含限定澱粉、糖份的膳食會有良好的反應，必要時可以減輕體重並建立良好的生活習慣。

乾草熱

乾草熱（hayfever）的發展要有鼻腔和鼻竇黏膜的萎縮。在卡他性發炎時，這種黏膜對有刺激性的花粉、灰塵、動物的呼出氣息、煙或一些通常會造成劇烈的打噴嚏及咳嗽的化學藥品非常敏感。但如不在卡他狀態時，即使吸入刺激物也不致引起乾草熱。

此處再一次看見替代性排除的過程需要有一定的鹽份背景。除了少數的例外，乾草熱患者偏好過度的食鹽。這解釋了為什麼流行利用含銀的藥物做為醫藥之用，如硝酸銀用做噴霧劑或塗抹劑來治感冒。但是除了排除過多的食鹽以外，不消化的澱粉和蛋白質有毒產物也有影響。含高量維生素的春、夏兩季新鮮水果，通常都會刺激內分泌腺，使其功能活動範圍增加，而造成乾草熱的危機。這說明了當花粉量增加時，乾草熱也非常盛行。但是記住，此期間內吸入刺激物並不都會造成乾草熱，除非黏膜已經發炎（就如一些灰塵或異物只在痛眼中造成劇烈的刺激，而在健康的眼中卻不會）。

用較少量的鹽，戒食那些可造成毒血症的蛋白質和澱粉，小心控制食用可能引起這毛病的水果種類和數量。不要遺漏了內分泌腺，因為熱會刺激腎上腺，如果這種腺體的功能過盛，相對的便會透過交感神經系統刺激甲狀腺；然後便會經由黏膜發生甲狀腺替代性的排出，加重乾草熱的症狀。所以，乾草熱患者在較冷的天氣時可以退熱，但如在毒血症存在的情形下，腎上腺很弱而甲狀腺仍然夠強壯可以產生替代性的分泌時，患

者即使換到較冷的環境也沒用。

婦女病症

　　大多數的婦女會忽略和忍受不正常的月經周期。在「多數人就是正常」的錯誤觀念下，婦女已被誤導相信病態是正常的，只因太普遍了。我相信繼續服用阿斯匹林藥丸排解不舒服的婦女正是處於毒血症的狀態下，因為肝臟已無法做為過濾器官，血液已被不消化的產物所毒化。如果不能經由其他替代性通路排除，則會使病症很快的轉成致命的疾病；例如：結核或癌症。女性通常都具有的安全瓣膜（亦即月經周期）如果不能完成其本身天然的目的，就會轉變成一種垃圾的過濾器官，造成子宮慢性發炎。幾年下來為了想幫助清除血中具刺激性的毒物，子宮逐變成腫瘤或退化，而使得子宮切除術對大多數的婦女而言成為唯一可以用來解決問題的辦法。

　　資料顯示，一般月經功能有很多種不正常的情形：疼痛、痙攣、月經過量等是最常發生的。眾多的流行且專利的藥物因此出現，以解除這些痛苦。當血毒找到一個經由子宮月經周期的出路，發炎和刺激細緻黏膜的結果，使得器官進入痙攣狀態而出現疼痛或抽痛的症狀。如果毒性較弱或較稀釋，病患只在骨盆腔有沉重或充血的感覺，一旦開始流出，造物者會盡可能的將血中毒物排出，使子宮深層發炎。應該是正常的流出，發展成出血，且有時維持好幾天，將使病患處於經常貧血的狀態。神經質、失眠、頭痛、沮喪性疲乏接踵而至。對某些可擴

散的毒物，腎臟無法過濾，以至於可以有輕微到嚴重的水腫發生，體重也會增加。

經血的性質依毒物的化學成份而異。鮮紅、多量、無臭的血併發嚴重子宮痙攣，顯示乃不適當消化的糖和澱粉產生刺激物的結果；對人有毒的毒素是無法完全氧化為二氧化碳和水的酸。如果月經的血為黑色、味臭而帶有凝塊和絲狀物，則表示有蛋白質消化不良的毒素或化膿的現象；而蛋、乳酪和烹調美味的肉會使得月經的血有惱人的味道。明顯地，被造物者選為生殖器官的子宮，在化學藥物的壓迫下可以成為排除腐敗廢物的器官。

不健康的婦女不單只在來經年齡要忍受很大的痛苦，甚至還要面對停經時更嚴重的折磨。健康婦女的正常停經是沒有病狀的，只是月經停止而已。

但是排經曾經使婦女的毒物負荷獲得紆解，而停經期便是體內有毒的婦女生命中最大的轉捩點。有如水壩突然阻擋了激流的去路一樣，回湧的水淹沒並蹂躪了無數的身體組織。於是，一連串新的疾病便產生了，其中有：停經期的紅潮、神經衰弱、頭痛、關節炎、神經炎、輕度或嚴重的心智失常、腸胃消化不良、衰弱和意志消沉、刺激性陰道分泌物、心悸和呼吸短促。

不幸的是，這個經由子宮的替代性排除的停頓，也許會帶來更嚴重的後果。當出口被停經閉塞後，毒素仍然繼續向子宮方面下墜而滲透，於是炎症便慢慢增加，最後便有水液溢出。這些溢出物有一種特殊的金屬氣味，可以從子宮的淋巴管滲出

——這是癌症的第一個警訊。

希望有一天在經過仔細研究病患的身體化學作用、膳食化學、腺體的遺傳和腎、肝的功能後,能夠教導癌症高危險群的病患改變她的化學錯誤,因而避免成為癌症的俘虜。

幸好,有許多方法可以減輕患有輕微的行經和停經障礙病患的不適。我發覺可用減低血中毒素濃度的方法減輕痛苦期,只要在月經開始前一兩限制她的膳食便可以了。如果適當的解毒劑是一種酸時,可用稀釋果汁,每小時服食一次;假如它是鹼時,可用稀釋的生菜汁、酵母或無肉菜湯。在這一兩天內不要吃其他食物。當血毒減少時,尿液的酸性便會減低而顏色變淡,因此時常檢查尿液是指示限制膳食的期限的寶貴標準。血液清潔時,內分泌腺才可有正常的作用。

碰到停經困難的病患應該嘗試在某一種膳食、情緒及體能限制中過活。透過膳食可以減低血毒並改善排泄,這樣往往可以減輕大部份的痛苦病症。其實這些症狀只不過表示甲狀腺在試著解除困境而已。

最後,我對疾病做一個簡單的結論:替代性排除對每一種病患都扮演某一個角色,而疾病的名稱是由所牽涉的器官決定的。每一個病例都是因為另一個腺體要做補償作用,而導致該類型腺體的不平衡或不正常。**合理的治療有賴於隨著解毒而生的修復作用,和病患對重組他的生活的意願而定,這樣他才不會踰越某種牽涉在內的器官的有效範圍。**

‖第四篇‖
食物是最好的醫藥

在肝功能健全時，任何一種食物都可以發揮最大的功能，幫助體內的修補與同化作用，特別是新鮮的蔬菜、生乳與酵母，在最適當的狀況下給予，都是治療疾病的救兵，此時藥物反而是不需要的。對於任何可以刺激口慾與精神的食品，則應列為禁止的食用物品。

目前雖不能全盤了解膳食與發生疾病的廣泛關係，但確實知道營養的最佳來源是食物──愈新鮮、愈天然的食物愈好。至於藥店中無生命的合成藥物，卻是引人走入疾病胡同的引線。

第 **14** 章

蛋白質：身體的建築師

當大塊的烤牛肉成為英國人的食物時，它給了我們高貴
感，充實了我們的血，使我們的軍人勇敢，讓我們的朝臣
善良，啊！偉大的老英格蘭烤牛肉！

——理查‧李維利基（Richard Leveridge）

　　今日的美國人甚至比以前英國老禁衛軍（譯註：Beefeater
正是「吃牛肉者」）更注重蛋白質。他們以「重要的氨基酸」
和「蛋白質足夠與不足夠的比較」等學術資料在報章雜誌上著
文疾呼。毫無疑問的，為了生存，身體一定要從食物中獲得蛋
白質（蛋白質一字的原意是「最重要的」）。我們知道每一種
生物，從大象到肉眼不可見的濾過性病毒，基本上都是蛋白
質。完整的膳食必須含有豐富的蛋白質，因為這有價值的物質
不斷的分解以建造、修復、形成體內的調節器，燃燒以產生能
量而變為碳水化合物與脂肪。

　　但是今日的美國人，從嬰兒到老人的膳食都是依照報紙上
常見的促銷花招標榜的來烹煮，他們是否過於倚重蛋白質食物

呢？站在佔優勢的蛋白質那方面來說，我們是否狼吞虎嚥了太多的肉類？這是否會造成蛋白質過量？近來營養科學的出現，有沒有過分強調了蛋白質在人們膳食中的眞正重要性？同意這個想法的人，稱之爲「蛋白質時代」（一位美國食品藥物管理局的官員甚至爲這個「可悲的蛋白質亂世」悲哀，因爲他擔心需求廣告上的所謂高蛋白質早餐麥片的人愈來愈多）。同時我們相信這些及其他提倡膳食中加蛋白質的運動所造成的爆炸，會埋沒一些重要的事實。

蛋白質的功能

當然，蛋白質在我們的膳食中至爲重要，它是每一個活動的基礎成份。美國人不用遠尋，他們在肉類、家禽、魚、蛋、牛乳、乳酪以及富於蛋白質的植物性食物如穀類、豆類的豆莢、豌豆與花生中便可找到超量的蛋白質。

然而，看過此章及之後的數章說明，我相信你會同意，雖然蛋白質是眞正的身體建築師，但有時，在某種情況之下，它亦會成爲身體的殺手。

爲了解蛋白質在體內的功能，我們必須從原子開始——它是已知最簡單的化學物質。原子是以一個字母命名，如O代表氧，H代表氫及N代表氮。兩個原子是可能結合的，如鈉Na與氯Cl合成普通的食鹽。集合兩個或更多的原子就稱爲分子。當分子的原子數目增多時，體積也自然增加。簡單化學物質如NaCl只有小數目的原子，化學上稱這些爲無機化合物；由很多

原子複雜地集合在一起，通常是圍繞著碳原子而成的，則稱爲有機化合物。

稱爲膠體（colloids）的有機分子，構成了極多複雜的植物或動物的身體。當膠體分子含有氮時，就稱爲蛋白質膠體；動物及植物的身體就是由蛋白質膠體構成的。植物的根深埋在濕潤的泥土中，吸收無機礦物元素，然後利用太陽光的能量將它們轉變爲有機膠體物質。這時來了隻牡牛，吃了這植物，牠的消化過程遂將植物蛋白轉變爲肌肉。人類的天然食物就是植物或嗜食植物的動物。我們知道沒有補充適當的蛋白質，人類是不能生長、發育及修復損傷的。

蛋白質構成身體的細胞，不論骨的鈣蛋白，肝的鈉蛋白，胰臟的鉀蛋白，腦及神經的磷蛋白，血紅素的鐵與銅蛋白以及結締組織的硫蛋白，甚至微量元素與維生素都是蛋白質。

人從動物或蔬菜得到必需的蛋白質。乳類製品、蛋及動物的肉都含有動物蛋白質；所有的蔬菜亦都含有蛋白質，豌豆與豆莢中的含量尤其豐富。很多人認爲人類膳食中蛋白質的來源以動物性食物較植物性食物爲優，很不幸的，這觀念導致普遍的誤解，認爲人不能從純植物性食物得來的蛋白質中獲得力量與健康；但事實是吃草的動物卻只用草與葉來建造強壯的肌肉與骨骼。象以樹葉維生，而葉裡的鈣蛋白營養著巨大的象牙；麋鹿與角鹿每年只有幾個月長出巨大的角，冬天又脫落，而麋鹿的飲食只是水生植物與綠葉，角鹿則吃葉、嫩枝和草。

經過消化與同化，人體將食物的蛋白質分解為它們的基質氨基酸。我們必須謹記一點：不管氨基酸的來源是植物的或動

物的，它們都是同樣的氨基酸。做為食物，它們對身體同樣有用。只要人的肝臟機能正常，他可以單單食用動物性或植物性蛋白或兩者並用的食物，而得到良好的健康。

年輕的動物肝臟對乳類——世界性的蛋白質——能正常的運作。對所有哺乳類動物而言，沒有其他東西可代替稱為「最接近完美的食物」的母乳。母乳含有蛋白質、碳水化合物、脂肪、數種維生素及所有需要的鹽類。當動物斷奶時，其他類型的動物或植物蛋白質取代它的地位，蛋白質的性質則依環境及該動物的肉食性、草食性或雜食性而定。蛋白質是膳食中最主要的元素，它必須有適量的供應，尤其是在人類或動物的發育期間。但當年齡漸長，蛋白質的需要量也漸次減少。

細胞生長的要素

蛋白質經過消化後便分解為簡單的分子，稱為氨基酸，它是身體肌肉的基石。蛋白質有十萬至百萬種之多，科學家仍然試著了解蛋白質分子是為何及如何工作的——這是個令人敬畏的問題。我們知道蛋白質的消化是從胃開始而繼續於小腸。肝臟將有用的氨基酸及其他元素製成身體主要的蛋白質，沒用或有害的即隨膽汁排出。人體的細胞除了獲得營養，還需繁殖與再生，這就把我們帶回到前面曾談及的人體細胞的神奇功用；它對人體如此的重要，故有再次提出的必要。

細胞的繁殖是根據甲狀腺分泌物中的一種碘化合物而定，這種內分泌物由稱為小淋巴球的白血球帶至細胞。細胞的再生

與繁殖不可能在缺乏淋巴球或甲狀腺分泌物的情況下進行。人體細胞再造的速度變化很大：在胚胎期速率很快，在成年期則變爲遲滯；而在組織修復期，它的速度又近似胚胎期。在孩童及青春期的快速生長中，血球計算顯示有超量的小淋巴球出現，這稱爲孩童期的白血球過多症，被視爲正常的現象。

當身體的細胞因意外或疾病而受傷或破壞時，細胞即迅速進行修復與繁殖。爲了讓這些過程順利進行，身體供應豐富的小淋巴球到受傷的區域。小淋巴球湧入受傷或病組織是組織學上的事實，這明確地顯示淋巴球所攜帶的元素，對細胞再造是不可或缺的，雖然顯微鏡下沒有淋巴球也沒有繁殖。白血球減少症（leucopenia）患者的易受損傷及組織修復速度的緩慢，應可以支持以上所說的論點。

由於要達成生物學上的再生現象，小淋巴球不可缺少，那麼相信它們攜帶著重要的元素應不爲過——即使其中有些是在血管途中或淋巴循環系統隨手揀來。爲了表明並支持此說，我們且從小淋巴球的製造中心脾臟開始，一直追隨到它的目的地生長細胞。淋巴球由淋巴小管帶出脾臟後，滲入小腸絨毛區裡，那兒充滿著剛分解蛋白質而得的氨基酸。然後自然就撿收這些充滿食物的淋巴球至較大的淋巴管，再由鎖骨下的鎖骨靜脈將它們排出。這條靜脈裡的血甲狀腺分泌物含量特別豐富，因爲甲狀腺也將它的分泌物排至鎖骨下靜脈，以方便淋巴球充滿甲狀腺分泌物。沒有了這樣的淋巴球，體細胞就不能生長與生殖。

胸腺位於甲狀腺的附近，這也解釋了甲狀腺荷爾蒙進入小

淋巴球的極端重要性。胸腺也是淋巴球製造中心之一，許多胸腺靜脈直接流入甲狀腺靜脈，在生長早期與青春期，胸腺的大小和活躍性與孩童期生理性的血球增加相呼應，而在身體成熟後的胸腺萎縮，這些都強烈支持胸腺是生命早期主要的淋巴球製造中心的假設。為了使胸腺與甲狀腺保持工作秩序，發育中孩童的蛋白質必須經過十分小心的選擇。對身體主要的碘中心甲狀腺，必須供給它含有可資利用的碘的蛋白質；對胸腺與淋巴球，要給予含磷氨基酸。對個體的生長與發育來說，提供正確與適量的蛋白質確實是最重要的步驟之一。

蛋白質超量後果悲慘

有一點需謹記：由於蛋白質是一種有高度激發性的食物，而且味道怡人，所以它的消耗常會超出身體的真正需要。在《普通生理學》（*The Mitchell Textbook of General Physiology*）一書中，密契爾（P. H. Mitchell）醫師說：「已經有人證明食物蛋白質增加，就是應當與之相應增加的總氮平衡（total nitrogen equilibrium）落後了。結果身體的氮平衡會改變到一個新而較高的水準，同時，相當數量的新蛋白質必須積聚於體內，也沒有替代性排除來排除超出的含氮廢物。相反的，如果以超出真正需要量的蛋白質餵養一隻用作試驗的動物一段時期，它可以彌補一段頗長時間缺乏蛋白質膳食的影響。做為蛋白質的有限度蓄器的器官包括肝臟、腸與腎臟，以高蛋白膳食餵養試驗的動物後，這些器官的重量及其蛋白質的含量都會增

加。」

統計顯示平均美國男子（世界上吃肉最多者）每年吃肉約172磅。這是一般營養的風潮，這個時代中，成年人與生長中的孩童一天吃三次肉。肉能充分滿足胃口，它對身體有一種溫暖的效果。吃了蛋白質食物後，它的代謝刺激效果會維持數小時，那就是為何吃了一塊牛排後饑餓感會遲遲才來的原因。

因為有刺激效果，所以膳食中過多的蛋白質予給人一種健康愉快的錯覺。但是，對醫師而言，健康與這種刺激是大有分別的。很少人知道健康與刺激的分別，有關刺激會導致退化性疾病的事實，甚至醫師也不見得都知道。當這類疾病發生後，很可能需要使用去蛋白質的膳食並維持數年之久，以便能使個體耗盡多餘的蛋白質，直至終於回復正常的氮平衡為止。

假如這種蛋白質超量的情形，只不過是由於吃太多經過適當處理的天然食物（天然取得而不是製煉的食物，如糖與麵粉者）而來的，而肝的處理也妥善時，此結果不會很有害。這是要嚴加區別的地方。適當烹煮的天然食物並不是指燒烤、醃製、鹽浸或煙燻的肉或魚，和以蘋果派為甜點的大餐：如果你吃得不當，身體的大部份活動就是在排除你吃下的「非食物」。當吃下不適當或烹煮過久的蛋白質，它們會在腸內腐化並酸化肝臟──這是導致退化性病的基礎──這樣就只有悲慘的結果了。

既然肝臟是身體內最大也是最重要的器官，讓我們看看它的進化，了解哪一種蛋白質是最適合它處理的。我們知道「動物時代」經過了約6000萬年，而人類的發展卻只約100萬年，

人的肝臟是從動物的肝臟進展而來，原始人的膳食至為簡單，有數千年之久他們是完全生食的。假如身體極為衰弱或患有致死之病時，古代人也如現代原始部落的人一樣，知道粗蛋白質膳食的價值。希波克拉底以奶做為結核病患者的藥物，之後的醫師則用生血，認為這對此病的治療更為有利。

不獨是生血，生蛋也早就是治病的食物。加拿大北部的印第安人在接受神的考驗時，先吃下動物的生腎上腺以保障健康與能力。平地印第安人常用生肝臟消除疲勞及治療病患，健康的人的膳食也常包括生肝臟。甚至今日的愛斯基摩人與南海島民還是用生魚來治病。在年老衰弱時，再度回復服用生乳膳食，證明與簡單粗蛋白膳食有同樣的功能。

正確與適當的重要性

生乳是最易消化的，高蛋白蔬菜如豆類、種子、穀類等也有它們的價值，但都比動物蛋白難消化。然而到最後，蛋白質的選擇（即使完美的蛋白質）也要依每個人的肝臟代謝功能而定。

最後，讓我強調供應正確與適當的蛋白質的重要性，對生長中的孩童尤其重要。蛋白質是身體的建築師，但是只有合適的蛋白質才可以受人體肝臟控制，也才能建造合適的身體。我們仍然擁有穴居人類的肝臟，故必須有選擇及有區別地利用我們的蛋白質。因為羊在山坡及山地牧場仍然過著自然的生活，所以牠的肉對人類是最有價值的；但必須生吃。其次是牛肉。

魚、家禽肉及海產，除非是生吃，否則通常都會烹煮過度，而易在腸內腐化；豬肉（雖然我從不建議用它）、腺體、內臟及腦也一樣。蛋的價值在蛋黃，最好是生吃或略煮即吃。

比方說，嚥下生蛋黃可以很快地使空竭的腎上腺再造。蛋黃富於卵黃素，是一種磷酯類，因而蛋黃提供了所需的磷。

我偶然用這種治療法解救了好萊塢的一位名專欄作家。有一天，她在街上走著走著突然昏倒。來到我的診所時她很害怕，因為她是那種自豪能隨時隨地照顧自己的女人。她工作勤奮，她告訴我最近完成了一本書，因此要做各種公開露面，包括在加拿大的旅遊演說。除此之外她每星期要寫七個專欄，每個月寫兩篇雜誌小說。我檢查的結果是：她太疲憊了。我堅持她要馬上接受我的治療。

「為什麼？」她問我：「只因為我太疲倦？」

「不是的，」我坦白的告訴她：「只因為如果你再次累成這個樣子，下次暈倒時你可能就爬不起來了。」

我將她安置在一間昏暗的房間，不許與任何人談話或看電視，她的膳食是稍微烹煮的蛋黃，豆莢與櫛瓜煮成的湯。

「我會發瘋的。」她說。

我回答說：「我們等著瞧吧！」

第一天她輾轉反側，斷斷續續的睡。第二天她睡了五小時，第三天睡了十小時。以後繼續增加直到每天睡十四小時，其餘的時間她都能放鬆自己。十天後我告訴她，只要她放輕鬆不要緊張，她可以起床並恢復工作了。

從那時起，她就活得好好的了。

第 15 章

蛋白質會成爲身體殺手

他的食物是榮耀，但──對他的心靈來説，是毒物；對他
的身體來説，是毀滅。

──亨利・泰勒（Henry Taylor）爵士

蛋白質眞的是殺手

如果我們將上面詩中的「榮耀」改爲「過多的蛋白質」，
就會破壞這美麗的隱喻，但站在營養與疾病的角度來看這卻是
正確的假設。

如果我們不留意飲食，蛋白質可能就是身體的殺手。

對於生物，蛋白質是絕對必需的，因爲它是每一個活細胞
的基礎成份，不管是人類的肌肉、腦或指甲，樹幹和枝葉，動
物的皮毛，或任何生長的蔬菜都需要蛋白質。

蛋白質可以如脂肪一樣在人體內燃燒而產生卡路里，又可
以改變爲碳水化合物：但是碳水化合物與脂肪卻不能做蛋白質

的代替品。實際上，身體不可能在沒有適當和適量的蛋白質供
應下生長、發育或修復損傷。對每一種動物或植物體來說，它
們所需的蛋白質或多或少有所不同。因此，要發掘哪一種蛋白
質是最適合人體的，我們就要先問問自己：蛋白質實際上是在
人體以及爲人體做些什麼工作？

　　爲了便於解釋，讓我們再將人體視爲引擎。機器的能量來
自富含碳的汽油的燃燒；人體能量與熱是來自糖的適當氧化，
而糖以碳爲主成份。糖的來源或直接由食物而來，或由澱粉與
脂肪分解而來。引擎由金屬製成，當有損壞時，必須由含相同
原料的新零件修復；同樣地，人體由蛋白質組成，所以必須以
蛋白質修復。汽油在使用前必須貯藏在附屬的油箱裡，這會將
整部機器的構造變得較爲龐大：過多的糖、澱粉和脂肪在人體
也產生同樣的效果。如果太多的金屬如額外的汽化器、活塞
環、汽缸等附加在引擎上，機器就會顯得混亂與擁擠，結果，
它便活動得很差或是完全損壞；人體多餘的蛋白質也可能使一
個人活動不良或完全損壞。

　　直到比較近期，醫界人士還相信多餘的蛋白質大多會被身
體──主要是腎臟──排除；現時我們都知道多餘的蛋白質會
貯藏在體細胞內而招致不幸的結果。例如過酸體質的主要來源
是肌肉中有過多的蛋白質，這對大部份人來說可能是新鮮事。
但是事實上當身體爲多餘的蛋白質所飽和時，氮的代謝即受到
干擾。所有的蛋白質都由氨基酸──實際的基本小單位──所
組成，它製造新肌肉，也維持現存的肌肉；但是存在太多的氨
基酸會干擾體內的酸鹼平衡，招致不幸的結果。

很多醫界人士都密切關注食品製造業者所廣告的「蛋白質狂熱」。我十分贊同他們之中的一位顯赫的小兒科醫師小艾密特‧赫特（L. Emmett Holt, Jr.），他在《研究醫學》（*Postgraduate Medicine*）中寫道：

> 由於現時的不確定和暗示的證據，我們可能已經超過了最適當的蛋白質攝取量，以面對外界壓力。又有誰能證明繼續以蛋白質來充實我們的膳食是正確的呢？然而要如此做的壓力很大：穀類麥片產業注意到蛋白質，而且已開始以蛋白質和氨基酸來增強它的產品；食品工廠標榜蛋白質的含量與品質成為銷售的花招。做為醫師，我們希望安全，而且提醒病患使他盡可能不冒險。但是順著這趨勢前進是否安全呢？或者現在是我們叫停的時候，直到我們可以估計出現有的膳食的作用，然後才朝「加強蛋白質」的路上行進。

沒有太少，只有過多

關於人體對蛋白質的真正需要量，我們可從自然界的智慧學到很多。最簡單的例子莫如不同動物的幼仔在生長中對母乳有相同的需要。只要小牛所吃的母乳含有豐富的鈣蛋白與製造肌肉的白蛋白（albumin，蛋白素），牠們骨骼的重量每個月會增加一倍。山羊生長比較慢，所以對乳中類似的蛋白質的需求比較少。但人類的嬰兒生長更慢，新生兒吃豐富的母乳，體

重經過六個月才增加一倍，而其後任何六個月都不會有同樣的事情發生。因此當達到成熟期，生長過程慢下來時，蛋白質的需求達到最小量，只要能夠維持氮平衡就夠了。年齡日長，這個最小量愈來愈小。不過，受傷、手術或大量體力勞動後，蛋白質的需求會暫時性增加，這倒是真的。

　　不幸地，膳食中特別是肉類（肌肉組織）的過多蛋白質所引起的刺激，常被誤認為是健康。人們隨便而錯誤地相信「高蛋白膳食」有益，且急切的需要它，尤其是在那些花巨額廣告費推銷蛋白質的人的鼓勵下，小瓶含有肉類製品的嬰兒食物充塞在雜貨店貨架上。母親依著廣告找尋什麼食物對嬰兒最好，然後用她們的車子載滿大批的雜貨回家，但是大自然告訴我們，母乳才是生長中的嬰兒所需要的食物。事實上，它是唯一為此而製造的食物。

　　貓當然是主要的肉食動物，當十隻年幼的小貓放在實驗室裡做肉食膳食的實驗時，牠們會發生痙攣；這種痙攣直接來自於不適當的蛋白質因不良消化產生的毒血症。小貓的肝臟還不能代謝這種蛋白質，我相信有些孩童的嚴重疾病如風濕性心臟病、白血球過多症和小兒麻痺症的增加，正是在指示可能由膳食中不適當的蛋白質所引起。同時，在過去的幾十年裡，中年人的癌症與心臟病患者增加了一倍多，或許也指出同樣的營養偏差。當我開始行醫時，一年只看到二到三個癌症病例，而今，我一個月就看到六到八個。是否由肉類包裝者的宣傳而起的蛋白質狂熱就是引致癌症增加的原因呢？

　　如果要多了解關於被我們吃下的蛋白質變成什麼了，就

必須將注意力轉至肝臟的化學上。就算會令你討厭，我也要重複：人類以他和始祖同樣的肝臟度過了過去一百萬年的演化。**人的肝臟是為某種蛋白質的質與量而設計的；健康與長壽必須倚靠在膳食中提供那種蛋白質才能獲得。**

生蛋白質才是王道

由研究原始人的生活，例如現時生存於澳洲未開墾地區的少數部落，我們得知早期膳食中的蛋白質是生的蛋白質，肉類、血和骨髓都是在生的狀態下食用的。我們也知道愛斯基摩人和太平洋西北岸的印第安人吃生魚和生鯨肉。今日的愛斯基摩人也會將一些肉拿去煮，但通常只將它解凍。我們有科學的資料證明愛斯基摩人雖然受冰點以下的環境所限制，仍然是世界上體格最好的民族之一（有好的牙齒和骨頭）──這是指在他們屈從於白人的文明膳食以前。

探險家史德芬森在北極所做的膳食試驗，提供了有關蛋白質消化很有價值的資料。史德芬森居住在北極數年，只以肉類和脂肪維生。他很快就發現在那裡旅行常為龐大的裝備運輸所阻礙，他想到，尤其是在漫長的冬天，當苔原已凍結時，為什麼不能沿途捕捉獵物呢？海豹多得是，而且可以在雪地的氣孔裡捕捉牠；偶然也有北極熊遊蕩至營房附近，他發現熊肉也很好吃。

他自愛斯基摩人那裡得知他們良好的健康是因為吃生的肉食，主要取之於海豹、海象以及魚的血、肝臟和骨髓。有一次

他帶著一群強壯的年輕人──大多數是大學生──進入北極。在全程中他供給他們生肉以爲食物,而他們仍保持強壯、熱情與良好的身體狀態。起初生肉使這些年輕人作嘔,且異於他們的口味。在最初的數週裡,他們常常將食物吐出來,但是最後他們習慣了,而且吃得津津有味,既無消化不良也不會便祕。不但如此,他們還發現烹煮或在肉上加鹽會引起嚴重的消化不良。史德芬森重複這個膳食試驗多次。另一位北極探險家麥克米倫(Donald MacMillan)也證實了史德芬森膳食的價值。

在遙遠的北方,生肉是最實在的食物,不單因爲它是唯一可能的食物,而且在那種天氣下,它既能使人發熱又有激勵性。在熱帶,雖然那種膳食將會是災害,但聰明的造物者代之而給予人類種種新鮮的水果。

史德芬森的試驗中有一問題:爲什麼熟的肉類會引起消化不良?如果堅持要吃熟肉,是否會生病?爲了找尋答案,我們就要研究尿液的化學了。吃下天然、生的肉類時,尿液中不含有未消化蛋白質腐敗酸。這引導我們觀察並且得到結論:烹煮蛋白質愈久,尿液、汗水甚至身體其他分泌物中的腐敗性產品的量也愈多。膠體化學稱生的蛋白質爲親水膠體,熟的蛋白質是疏水膠體,這明顯地表示二者分子的排列不同,疏水膠體的形態是不易爲人類消化器官所消化的。生的雞蛋白和熟透的雞蛋白的分別就是個簡單的例子,前者溶於水,在腸內無腐敗性,對酸、鹼、鹽都有它的特性。很多大大小小的疾病都是由於不消化的熟蛋白質造成毒血症而引起的。

吃熟蛋白質的貓

這些試驗的結果雖然使人相信，但不能使人心悅誠服。（對這方面我希望澄清一下，我不吃生肉或任何肉類，因為我對肉的消化不佳，我也沒有給病患開生肉配方，雖然可使他們較健康：但如果有足夠的證明，他們的胃腸能夠容忍它，或者他們比較喜歡那樣，我會為他們開配。）但是半生或未熟透的肉適合某些人的口味，而且肝臟也比較容易接受。在行醫中，我發現由稍經烹煮的肉類所引起的腐敗酸輕易地為同一餐吃下的生的或熟的非澱粉性蔬菜所中和。當我的病患中「喜歡熟牛排和炸薯條」的人改吃生羊排、蒸櫛瓜、馬鈴薯和一大盆雜菜沙拉時，他就會獲得健康進步的獎賞。幸而生乳和生蛋白對大部份的病患都沒有發生口味的問題。

已故布登傑醫師的不朽之作，已證實熟的動物性蛋白質毫無疑問是不健康的物質。布登傑醫師以天生是肉食動物的貓做實驗，生蛋白質的膳食使牠們保持良好的健康情況。在五年多的時間內，他以109隻貓做了很多令人信服而難以反駁的觀察。他監督所有的餵食，同時，所有的實驗組都有小心的控制組；通常都用同一胎的貓做實驗。在整個實驗過程中，只要牠們保持吃生的蛋白質膳食就沒有一隻貓得到疾病。事實上，牠們活到很老。

但是吃熟蛋白質的貓全部得病，而且牠們的病與人類的相似，常見的有牙齒溢膿和掉落、脫髮、骨骼稀疏、關節炎、骨炎、肝臟萎縮與硬化、腦與脊髓的漸次退化等。布登傑醫師的

工作正邁向正確的方向，但反對者也很強烈。不單是進食熟的動物蛋白質已成為歷史上的習慣，而且它也同時確立了十分重要的工業基石。我希望布登傑醫師的學說能集合醫藥檔案的點滴，而且有些非傳統的醫師（很驕傲地我也是其中之一）是不會介意贊助一個不普遍的理論的。

布登傑醫師的工作範圍很廣，在此我只能談到這些，有興趣者必須研究他的科學論文。他的觀察中有四點要注意，它們是醫學真理的里程碑：

1. 那些以生蛋白質做為膳食的貓可以保持健康，而吃熟蛋白質的貓則生病或早死。

2. 熟蛋白質膳食侵害過的貓，不管你如何小心地改餵以生蛋白質膳食，牠永遠都不能回復良好的健康。

3. 蛋白質膳食對肝臟的損害是漸進的。糞便中的膽汁，甚至毒到連用貓的排泄物施肥的土壤也會使草被毒侵害而無法生長。

4. 這些貓的第一代有顯著的不正常，第二代常常是生出來便死亡或有病，而且再沒有第三代了，因為母親已失去生殖能力。

布登傑醫師用做實驗的熟蛋白質包括已經消毒過的牛乳，放射線處理過及煮過的含維生素D奶油，乳酪和冰淇淋，同時有罐裝乳和乳粉，熟蛋，炸、煮或烤的肉以及鹽醃和燻乾的肉。布登傑醫師重複了他的實驗數次，別的科學家也給予證

實。結果是如此的令人信服，使得它的正確性幾乎無可置疑。

加熱會改變蛋白質

　　在消化進行時蛋白質有些什麼變化呢？當你吃下任何一種蛋白質，肝臟即自動準備消化它。這功能能受腹部上方的神經網腹腔（神經）叢（solar plexus）所發出的交感神經系統的支配。肝臟為蛋白質設立了一個化學表，就說是蛋白質甲的表吧，但是在同一餐內，也可能同時吃下蛋白質乙；以一個簡單的例子來看，且說蛋白質甲是肉類，而蛋白質乙是乳酪。蛋白質甲的化學表與乙的是不一樣的。然而，肝臟不可能同時處理兩種蛋白質的消化作用，因此腹腔叢或腹腦即忙於從三種防衛機制中選擇一種出來以解除肝臟的困難：(1) 將食物嘔吐出來，這是小孩子最強烈的反應，同時亦可以解釋為何你的小寶貝吃下豐富的起司漢堡、冰淇淋、蛋餅、可樂和糖果的野餐後便那麼容易嘔吐。(2) 胃的肌肉控制只允許一種蛋白質通到小腸，而阻礙第二種的通過。這種奇異的現象已為部份灌腸法和放射線證據證實了。(3) 引致蠕動的增加，腹瀉就是明證。

　　神學家從良知低沉、輕柔而微弱的呼喚中獲益不少，而我希望引起你們注意腹腔叢低沉而微弱的呼喚，這是大部份人都不注意的身體的一部份。當一個人吃了太多食物或不能相容共存的食物組合時，造物者即以打嗝的形態發出悲痛的訊號。大部份人認為打嗝是消化的失態，但是實際上它是嬰兒「反吐」現象的遺緒。你應該學習注意大自然的這種小警告。

消化不良與腐敗的蛋白質所形成的酸和其他廢物，很容易在尿液中辨認出來。科學上，它們是屬於酚、糞臭素（skatols）、氧硫酸（indoxyl-sulphuric acid）、尿酸與毒性胺等類，它們通常從黏膜被替代排除或擴散至脊髓液中。

我要一再重複地指出，蛋白質熟煮或熱得愈久，膠體的改變也愈多。親水膠體變為疏水膠體，人的原始森林時代的肝臟有處理親水膠體的裝備，此膠體的廢物很輕易地被肝內鈉的儲藏中和，而在膽汁以無害的複雜膽酸鈉鹽形態排除。腎臟也幫助移走氮廢物而成為尿素。

在結構上，蛋白質與糖、澱粉和脂肪不同，它的成分含氮、硫、磷、鎂和很多其他微量元素。糖、澱粉和脂肪（碳水化合物和碳氫化合物）含碳、氫和氧；這些均不會因加熱而變質或破壞。但是加熱卻會改變蛋白質，使之易在腸內腐敗和引起嚴重的干擾。就是這些因素使得孩童和成人生病。

冰淇淋這個惡棍

冰淇淋是你最喜歡的餐後甜點嗎？

那麼，讓我們聽聽有關這平凡的混合物的科學見解。擴散性毒素的普遍來源之一就是冰淇淋。它看來無害而且是流行的餐後甜點，不論是最佳的自製品還是粗糙而富含乳化劑（emulsifier）的量產商品，都是高度腐敗性的蛋白質混合物。美國消耗冰淇淋比其他任何國家都多。一位研究蛋白質腐化的先鋒艾克西爾·吉布森（Axel Emil Gibson）醫師在《飲食是什

麼和不是什麼》（*Diet, What It Is and What It Isn't*）一書中對有關美國人喜愛的點心做了些有趣的研究：

> 冷凍過程給了鮮奶油的生理腐敗塗上最後的一筆，易發酵物質如牛乳、鮮奶油、水果等，在一接觸到霜時便立即分解。再者，霜只暫時阻止細菌的活動，而被擾亂的冷凍物質的分子卻是永久性的威脅。當冰淇淋在胃裡達到其溶點時，入侵的微生物馬上恢復，並且增加它的破壞性工作。因此本應可以起而抵抗入侵微生物的生理系統，現在也變得束手無策了。好像古老的冰河融化時，從它們的冰庫裡解放冰凍已久的動物組織，馬上會進行元素的分解和敗壞。冰淇淋在人體內溶化後，釋放冰淇淋和乳細胞的屍體，使它們暴露在長驅直入的成群結隊腐敗菌的侵襲下。腐敗在邪惡狂宴裡戴上偉大的騙子糖的面具後，已變得不能由味覺辨認了。因為在這個冰淇淋的生理葬中，冰做了塗香油者的工作，而糖則是液體香油。

其他腐敗性的產物也可以引起同樣的毒血症。但在夏天，有很多人吃冰淇淋，尤其是小孩子，手裡握著發熱的零錢，衝至每天在街上來回數次的音樂小販車前。事實上，小兒麻痺症的流行和冰淇淋的顛峰季節就在七、八月間是否有關？有些醫界人士認為有。我們勸導父母禁止孩子在這段時間吃冰淇淋。

我們做這提議是因為，當從不消化的冰淇淋而來的擴散性腐敗酸不能完全為肝臟與腎臟排除時，它們便從鼻和鼻竇的黏膜中做替代性排除。這些症狀常會引致夏季傷風。小兒麻痺

症的濾過性病毒以這些分泌物爲主，同時它使大部份的小孩子發炎，伴著輕微發燒、不適，此外或許會使頸部有少許堅硬。雖然數天後大部份的小孩都會康復，但是如果這個小孩受毒極深，腎上腺功能卻低於正常，則濾過性病毒就會侵襲鼻竇的黏膜。因爲腦膜與鼻竇十分相近，小兒麻痺症的濾過性病毒很容易就擴散到腦部，再到脊髓而引起運動機能麻痺。只有受毒最深的小孩會麻痺，其比例僅爲受濾過性病毒感染者的3%。小兒麻痺症實在是少有的疾病，它的罕見乃因爲它的感染性比率很低。這些患者的腎上腺功能通常都很弱，因此抗病能力也跟著降低，他曾經是好吃冰淇淋者，而且是其他錯誤膳食的犧牲者。

很多科學家都懷疑錯誤的營養是引起小兒麻痺症的原因。班哲明·山德勒（Benjamin F. Sandler）醫師在北卡羅來納州的阿修里做了個實驗：選擇一個夏天，不讓小孩子吃任何的甜品。之前幾年很多小兒麻痺症發生於夏天，但是在山德勒醫師做實驗的那個夏天，少了90%的病例，這是十分有意義的結果。那麼當然要禁止甜品，包括冰淇淋了。但如果其他的甜食也都是有危險，那在聖誕節和復活節假期之後便該有小兒麻痺症的流行了──但是並沒有這樣的情形發生。無可避免的，懷疑的手指猛烈地指著冰淇淋這惡棍。

你可能認爲城市的父親們會在阿修里的示範後採取行動，重複這個實驗，不讓小孩吃甜點；但是他們沒有。北卡羅來納州及鄰近各州的報紙與電台報導山德勒醫師的發現：在實驗前一年（1948年），在阿修里有2,498名小兒麻痺症病例，而1949

年只有299宗。然而再沒有任何行動了。各方面都在猜測它停頓下來的原因，它消聲匿跡是因為這樣的宣傳會危及這地區的冰淇淋和其他乳製品的銷售。

有些人認為從膳食中除去這道美好的冰淇淋似乎太嚴厲了；通常牛乳製品與人類是以一種稱為「細胞的記憶」的關係連在一起的。

假如成人與小孩堅持要吃冰淇淋，應該吃新鮮打泡的鮮奶油，糖和水果碎片的混合物。母親準備這個也很簡單，因為它只需要冷藏而不要冷凍。不過我仍有一個警告：絕不可將它與餐點同吃或以它做為餐後甜點，只可以做為點心或兩餐之間的零嘴，因為那樣的混合進食會使肝臟不勝負荷，尤其當它混和其他動物性蛋白質或植物性食物時更甚。

母乳與嬰兒

很多現代的醫學人士在觀察了嬰兒和幼兒的飲食後，都覺得身體的耐力實在驚人，它竟能忍受這些對生命的最初幾年來說是駭人的飲食。你只要比較喝人工調配乳品和喝母乳的嬰兒的化學作用就知道了。在這方面，受人尊敬的荷姆斯醫師的觀察是：「一對豐富的乳腺在為嬰兒調製營養液這方面的能力，比最有學問的教授的兩個腦半球更為優越。」

吃母乳的嬰兒糞便較無味，無刺激性也較軟：他的呼氣香甜，汗無臭味；尿液不會損傷他嬌嫩的皮膚，也沒有強烈難聞的氣味。這是因為造物者賜予嬰兒一個能適應人乳的消化道，

它是為了利用這個特種食物而設計的。

我們深信經過消毒的奶是所有於乳瓶中給嬰兒餵食的再製乳裡最溫和的一種，但嬰兒在嚥下這些消毒乳後，他的分泌物仍然會變為有氣味而有刺激性；而且還常會便祕。假如檢驗這嬰兒的尿液，你會發現蛋白質腐敗的廢物。經過五十多年的行醫後，我發覺這是屢試不爽的。對嬰兒的肝消化來說，商業產品和嬰兒食物都是外來物，均可能造成腹瀉、過敏和便祕。為了克服後者，製造商便以人工的糖來甜化他們的產品，增加了它的酸性和發酵，因而產生腸氣腹痛和有毒的尿液。

乳是所有天然食物中最不安定和最不耐熱的，就算只是放在冰箱中24小時，也會奪去它的一些維生素和有機物。高溫消毒分解掉更多，煮沸則將它變成一堆無用、腐化和使肝臟難以容忍的食物。當身體的腺體沐浴在一陣熱乳雨時，我們幾乎可以聽到長期受苦的腺體在哀號「唉！別再來了！」

為什麼很多嬰兒吃了非天然的嬰兒食物後表面上仍發育健壯呢？這是因為他們的肝臟強壯而腎上腺也有力維持。但是接下來的三至六歲這段期間，便好發長期鼻塞，常常感冒，扁桃腺炎和哮吼，這些都慣見於幼稚園及幼齡學童。

那些被布登傑醫師餵以高溫消毒乳的貓於三個月後死亡，而餵以生乳的貓卻仍然健在；吃同樣的食物，小牛罕有活過兩個月的。開明的小兒科醫師雖然很尊敬巴斯德，但是也知道以消毒過的牛乳餵養嬰兒是絕對有害的。乳品業者以巴斯德消毒法來保證可以久藏而不會迅速變酸，因為如果不經消毒很少有乳品能送達大而擁擠的城市裡。但是清潔地處理過的乳是不需

要消毒的，生乳的鮮甜和優異的品質就是明證。如有可能，應盡量用生乳。

好東西也有嫌多時

在這一章的前面，我曾提及加熱或烹煮蛋白會使其變為有毒物；蛋黃則較為安定，但生吃或淺煮當更有營養。肉類（肌肉）最好是生吃，那將是很甜美而且易於消化；而烹煮時，應該只稍微烤到半生最佳。羊和牛肉依次是最好的動物性蛋白質。不過，我們要記著，所有煮得太熟的蛋白質都是難以消化而可產生毒血症的，尤以豬和小牛的肉、魚、家禽、小的野禽、海鮮和乳酪等為甚。

很多人吃大量的肉和乳酪，表面上很健康，但大自然遲早會討取它的代價的。已確知為了要中和不消化的熟煮蛋白質的腐敗產品，肝臟的鈉被奪走的速度比膳食所能補充的快，但是吃熟肉的人卻是以缺乏含鈉食物聞名的。肝臟失守，則毒血症增加。

當腎上腺強壯時，它們嘗試以超氧化作用來補救肝的衰退，因而造成腎功能的增強。當肝和腎都乾枯時，毒血症便爬上更高的一層，而常常企圖透過本來在分泌蛋白質的器官做替代性排除。乳房企圖以有毒乳的形態分泌毒蛋白酸，子宮以刺激性分泌物替代正常的月經蛋白質。當酸的破壞性因替代性排除的關係而升至顛峰時，就造成癌症。這是否可以解釋為什麼婦女在胸部和子宮常有癌症？值得研究。

　　要終結蛋白質扮演的「身體殺手」的角色，便要強調新鮮生乳才是生長中的動物或人體的天然蛋白質。多少的製煉或添加物均不能做為天然清潔生乳的替代品，或與之相比擬。此外，我要強調下列的結論：(1) 蛋白質是身體的天然建築材料；(2) 如果進食過量而多種的蛋白質，就算是在最完善的狀況下，也會擾亂身體的化學作用；(3) 數種蛋白質在一餐之內是不能共存的，所以最好一餐只吃一種蛋白質；(4) 加熱或烹煮動物蛋白質會使之變得較難消化，並在消化時增加它的腐敗。

　　回溯十六世紀，塞凡提斯（Cervantes）在《唐吉訶德》（*Don Quixote*）一書中幽怨地問：「會有好東西嫌多的時候嗎？」會的，當那種「好東西」是蛋白質的時候。

第 16 章
利用蔬菜自我治療

蔬菜和水果比任何調配的膳食含有更重要的成份,因為
它們包含各種已知的和未知的維生素。

——羅伯特・麥克卡利遜(Robert McCarrison)爵士

新鮮蔬菜是疾病的救兵

　　以戰爭為主題的電影裡常見海軍陸戰隊做救援的工作。在
疾病中,做此救援工作的卻是新鮮或煮過的蔬菜;藥物通常是
不需要的。我們要知道藥是化學製品,而同樣的有機形態的化
學物質,都可以在蔬菜及其他食物中發現。

　　但是要取得蔬菜有時並不容易。

　　我記得在愛達荷州有一個病例,當時我橫越了約100哩的
山艾樹林去看一名受膿性腳潰瘍煎熬了數年的病患。他整隻右
腳都腫得很厲害,在足踝之上還有一個惡臭的深坑。

　　我要給他的主要化學元素之一就是各種鹼性蔬菜汁,又因

為他的情況嚴重所以動作要快。但當時已是深秋，沒有蔬菜，而且那裡也沒有任何超級市場每天供應從遙遠的農場運來的新鮮蔬菜。那時候農場內唯一可供藥用的植物是紫花苜蓿。

我說：「我們就讓他吃紫花苜蓿吧！」他的妻子驚愕得目瞪口呆，但我說服了他們。我指導收集幼嫩的紫花苜蓿芽，然後將它剁碎，和水及葡萄柚汁混合，葡萄柚汁可在數哩外的雜貨店裡買到。同時還給予病患適量的罐頭蔬菜、全麥麵包及生乳。他嚴守著這個養生之道，潰瘍終於完全痊癒而腫脹也消失了。當然，他永不再吃豬油、白麵粉與白糖。

植物界含有我們最佳的藥物。不過，偏食肉及馬鈴薯的人除了他所熟識及喜愛的馬鈴薯外，對其他的蔬菜都投以懷疑的目光。在1584年首次將馬鈴薯介紹給歐洲人做為食物時，他們接受得非常勉強。雖然因農作物歉收而致大饑荒，但歐洲的農夫還是拒吃馬鈴薯，因為他們相信它會引起腹瀉，毒化土地並有助瘟疫的擴展。當歐洲人首次認識番茄時，也發生同樣的事。雖然早期墨西哥的阿茲特克人（Aztecs）認為番茄是真正「健康」的食物，並且將它虔誠地獻給他們的神，但是歐洲人避開它，視之為有毒的「愛情蘋果」。只有巫師覺得它有用。

十四世紀時有一位作者發覺在水果成熟的季節裡腹瀉後不適的病症特別多，他便發出警告：「戒食水果。」他不知道腸胃病不是因蔬菜及水果而來，而是由熱天裡滿佈細菌的水所引起。

在古代及中古時代，蔬菜的地位很是低微，因為它不像肉類及穀類糧食一樣「黏在肋骨上」。甚至今日很多主婦仍然放

棄蔬菜及水果，因為如果用同樣的錢買穀類可以得到比蔬菜多20倍的能量，他們沒有想到蔬菜中所含的微量主要礦物質及維生素的重要性。

超級市場的奇觀之一，便是多姿多采的蔬菜和水果的陳列，有如巨幅波斯地氈。它們不但好看，而且充滿健康的財富——主要是大然維生素及微量元素；不過只有當它們被派上用場時才有價值。你可知道一束芹菜或一盤新鮮生菜沙拉所含的維生素與礦物質，比一整瓶合成維生素片還要多？不幸的是，我們之中很多人是生長在一年中有九個月只有少量冬季蔬菜及馬鈴薯的地方，因此在孩童時代，我們的味蕾對很多蔬菜都不認識，長大後就拒絕接受它，而且特別固執。除了馬鈴薯、豌豆和豆莢外，通常都拒食其他的蔬菜。

日光與水經由植物造就萬物

「甘藍使我失去了第一任丈夫，」某一名婦人說：「希望我第二任丈夫會吃它。」

如果他不吃甘藍，你還可以用很多其他的蔬菜吸引他。植物和動物不同的是，它可以從泥土收集無機的養份，只要有水份的存在，植物的根就可以吸收土壤中的礦物元素，然後將它們運送到葉部，在那裡太陽的能量將之轉變為含有養份與能量的有機化合物。聖捷爾吉教授在他「生物氧化的原則」（Principles of Biological Oxidation）演說中對此解釋得甚為完善：

　　細胞做任何事都要付出代價，而生命系統的貨幣就是能量。沒有能量就沒有生命。這個能量的唯一來源是太陽的輻射能，但這不能用來維持生命，因為如此一來，生命到晚上必將終結。因此，輻射能被含有葉綠素的顆粒裹成小包，如果細胞需要能量，它不必利用輻射能，只要將稱為「糧食分子」的能量包裹解放就可以了。生命的兩個基本的反應是：(1) 製造這些包裹；(2) 釋放它們。

能量$+nCO_2+nH_2O=nO_2+CnH_2On$……（1）

$CnH_2On+nO_2=nH_2O+nCO_2+$能量……（2）

　　小寫的n是代表離子的數目；反應（2）是反應（1）的倒反。反應（1）只能在含有葉綠素的植物中進行，而反應（2）所有的細胞都可以進行，不管那是植物本身或吃了植物的動物（草食動物），或吃了這吃草食動物的動物（肉食動物）的細胞。

　　能量本身顯然就是生命，而對哺乳動物的人類來說，植物與動物就是他們生命與能量的唯一來源。需要謹記的是動物可吃植物或吃吃植物的動物，但人類無法盡吃所有地面上的植物與蔬菜，因為只有一些是有利且供給營養與能量的，其他的則是不能消化，甚至有些是有毒的；有部份是刺激身體的，而有部份是使人鬆弛的。但是人體是由地球上的礦物元素所組成，他的生命與能量需要自同樣的元素中尋求養份，而該元素則可由日光和水作用變化進入植物體內。

　　蔬菜可以區分為澱粉質、非澱粉質、多葉的、含葉綠素

的、甜的、酸的、半固體和半液體等多種。有些生長在地面，有些在地下。它們可能是植物的任何部份，如球莖、塊根、根、莖、種子、莢、葉、果實及花等，有些含脂肪有些不含，但是所有植物都含有或多或少的維生素與礦物質。

澱粉質的蔬菜包括穀類或其他的種子、根與塊根類。非澱粉質的包括多葉蔬菜及其莖柄及莖。葉綠素蔬菜有它特徵性的綠色且大多是多葉性的。甜的蔬菜如胡蘿蔔與甘薯都藏有各種不同形態的糖。味道的特性因酸而來，如蘋果酸、檸檬酸、草酸及其他酸。蔬菜是半固體的或是半液體的，則由它所含水份的多少而定。脂肪與油脂可見於種子與果實中，然而在葉及莖柄也可以找到一些。有些植物富於維生素，而有些則不含對人體有用的東西。

植物是天然的解毒丹

當希波克拉底宣揚他的箴言「你的食物就是你的醫藥」時，心目中一定有蔬菜的醫藥特質存在。經驗告訴我們，當人受著酸中毒所引起的疾病煎熬時，通常是由於過度偏吃甜食、澱粉及蛋白質所致。這時必須改用鹼性的蔬菜來中和。

飲食的歷史指出數百年來義大利人都是用櫛瓜做爲萬靈藥。他們爲什麼選中這簡單而沒有刺激性的蔬菜呢？也許這只是巧合、迷信，或者因爲他們發現櫛瓜除了有營養以外，它在土壤中也生長得很好。他們以試誤的經驗來下結論，但是仍然很可能不知道櫛瓜與其他南瓜、胡瓜、西瓜族的其他成員一樣

含鈉特別豐富。櫛瓜和美國南瓜（summer squash，矮性南瓜）及長頸葫蘆（crookneck squash）中的有機鈉是補充耗盡鈉元素的肝臟最理想的來源。

含鉀豐富的蔬菜如豆莢及多葉植物，提供所需的鹼給胰臟與唾液腺，而胰臟與唾液腺正是人體鉀的倉庫。鈣是動物（骨骼）與植物（莖柄）的骨架與支持物的必需元素，可自嫩枝、莖與根部獲得。鈉、鉀、鈣是人體需要最多的三種元素，植物自鹼性土壤中吸取它們。植物中還有很多其他元素是動物及人體所必需的，但需要量很小，這就是微量元素。大部份元素都可在礦物界的金屬類發現。我們也從這些植物中得到維生素。

數年來，不同烹煮法的蔬菜、菜湯、菜汁都曾用來治病，歷史上曾提及「希波克拉底湯」，安布羅斯·帕雷（Ambroise Paré）的「神饌」（ambrosias）和楊百翰（Brigham Young）的「組合」（composition）；現時在保健食品商店中販售的最普遍菜蔬組合則是「鉀汁」（potassium broth）。神經炎、關節炎、肝炎、腎病、偏頭痛、癲癇和癌症乃是酸性中毒的表示，而植物正是它們的天然解毒劑。患了毒血症時，如果只有肝損壞而沒有其他特別的病症，以菜汁或菜湯作短期齋戒是既天然又有效的治療方法，它會緩和肝臟的充血並回復正常功能。

我發現糖尿病患者的最佳攝食法是做短期齋戒，只吃非澱粉性而富有鉀元素的菜汁。糖尿病患者的胰臟已失去控制血糖量的功能，而胰臟的主要化學元素是鉀，所以含鉀豐富的蔬菜對糖尿病有特殊的價值。我把病患安置在床上，讓他吃非澱粉性蔬菜如芹菜、香菜、櫛瓜與豆莢，在水中烹煮後再以攪拌

器混的混合物；除此之外，不再給予其他食物，直至病患的尿液不再含糖份為止。他需要臥床休息以保存精力，同時盡可能使胰臟在不受酸的干擾下工作。要使病患的尿液不含糖需要三至四天的時間，然後他可以在小心的膳食照顧下回復日常的工作。直到尿液中再次發現有糖，才需要再次齋戒，只吃菜汁，最後才給予他一套對他的病症最適合的膳食。

選擇蔬菜注意事項

已有不少人論及膳食中生蔬菜和熟蔬菜的價值比較了。最簡單的原則是：人類與草食動物都必須烹煮蔬菜，以分解包裹著植物細胞的纖維素；人類用熱，草食動物則用發酵，因此牠們有好幾個胃。不過，生的蔬菜對人類也很有價值，主要是它的體積和粗糙性，可保持腸的內容物不致太乾燥。人的腸管構造需要粗糙的食物以迅速排除廢物，並用它來保持肌肉的強壯。當然要特別注意的是當腸的襯裡有黏膜炎時，粗纖維的食物常會刺激它，甚且引起出血。所以進食生菜與水果時必須特別謹慎。

除了略帶鹼性並含有維生素與微量元素外，蔬菜中最可貴的還是它們含的水份，你可以稱之為「天然水」，它是最適合人體需要的。這種水比氯化或氟化的自來水較無刺激性，當然也沒有自來水常有的不受歡迎味道與腐蝕性，所以蔬菜汁如果需要稀釋，就應該用蒸餾水。有些蔬菜汁含有色素，例如胡蘿蔔的胡蘿蔔素，它會慢慢地使皮膚變黃；綠色的汁，如芫荽、

菠菜或其他綠葉蔬菜，對發炎的腸襯裡可能有刺激性；而紅菜根會令尿液變紅，所以選用它們時要特別小心。

常有人問我關於吃素的價值，我並不鼓勵以此做為生存的一種途徑。一個人不能在沒有蔬菜與水果的環境下泰然生活，但也不可能完全倚靠蔬菜與水果而保持上乘的健康。當病患吃太多肉食已有一段時期而變得過份蛋白化時，我才鼓勵他進食素菜。遇到這種情形，我要他吃素直到肌肉再沒有多餘的動物蛋白為止，然後提供一份肉類、蛋和乳製品的含量都不太多的膳食給他。

肉食者與素食者的爭論已有好幾個世紀，而且會繼續下去。很多顯要人物站在人道主義的立場上讚揚素食主義，然而很多自稱為素食者卻在吃乳酪、奶油、蛋和喝牛乳。他們不是真正的素食者，只是不吃肉類。從營養的角度看，他們擁有一種甚佳的膳食。

總而言之，關於蔬菜方面，有數點是需要謹記的：在同一頓飯內最好不要將蔬菜與水果或其他甜點混合在一起。一餐只可以吃一種澱粉性蔬菜。根菜類如胡蘿蔔、防風草、蕪菁、甜菜等（不要將這些蔬菜與塊根類的植物如馬鈴薯混為一談），經烹煮後較難消化，因為它們有產生氣體與發酵的趨勢。對久坐的人來說，豆類中的糖、澱粉與蛋白質的組合是最難消化的，因為它們常會製造一些腸胃毛病。蔬菜最好用蒸的，或用少許的水烹煮，過份的烹煮會破壞酵素與維生素。不論煮湯或飲料，要常用煮過的水。請謹記：洋蔥、小蘿蔔、大蒜、韭菜、水甕菜、味道強烈的青菜沙拉、大部份的香料和有苦澀味

的果皮中的揮發性油脂與其他刺激物都是有毒的。造物者將它們放在這些植物中，作用是阻止昆蟲侵襲（早期，香料普遍用作防腐劑或以之掩蓋腐肉的臭味，現在我們都用冰箱了）。香料是天然的殺蟲劑，雖然常可刺激並提起胃口，卻是不可吃的。既然這些揮發性油脂會刺激脆弱的腎小管，便應從膳食中除去它們。對那些愛用法國精美食譜的人而言，這無異是一大惡耗。但無論如何，很多我的同事和我自己都相信這個事實是真確不移的。

第 17 章
生乳和酵母是食物也是醫藥

牛是我們的朋友，牠們給我們食物和體力，也同樣帶給我們好性情和幸福。

——釋迦牟尼（Gautama Buddha）

生乳與肝的相適性

古時候，某些民族的法師奉獻牛乳給在天之神，他們認為天就是有豐滿乳房的乳牛。這種人類最早的食物在營養學上有著獨特的地位：比任何食物都完美，也是成人、嬰兒與孩童蛋白質的最佳來源。但是因為它的味道好而且容易吞服，所以常常過量使用。當然，絕對不應該只用它來止渴，牛乳是一種食物而不是飲料。

如果**肝臟的化學功能正常**，吃生乳是無害的，因為牛乳的蛋白質很容易變成為我們身體的蛋白質（要注意我指的是「生」乳，未經消毒的）。但當肝臟的分泌物有毒並且膽汁呈

酸性反應時，就麻煩了。要知道，牛乳原來是發育中的小牛的食物，在牠出生後的頭三個月，牛乳使牠的骨骼重量每個月增加一倍，而人類嬰兒卻需要六個月才能使體重增加至出生時的一倍。顯然牛乳中的鈣含量一定較人乳高出很多，才會使小牛有如此的生長速度。哥倫比亞大學的亨利‧佘曼（Henry C. Sherman）醫師對牛乳作徹底研究後發現，每夸脫的牛乳含有58格令的鈣。他也指出發育中的孩童一天不可以利用多於5格令的鈣。再者，因為小牛的生長快速，所以需要蛋白質的量也較多，這可以在牛乳中的酪蛋白得到；大量的蛋白質給予小牛很多能量。小牛需要較少的乳糖，而嬰兒需要的是較少的蛋白質和鈣質，但要較多的糖；人乳就是這種比例。當你要改變牛乳使之適合嬰兒時，需要謹記這點。但是為什麼要改變牛乳呢？現在是不是復興「母親的胸部是嬰兒最完美的食物來源」的時候呢？

六個月大的嬰兒每月的牛乳平均量應為每24小時550 cc。六個月至六歲大的給予800 cc是最適合不過；但如果又吃蛋、乳酪和肉類等蛋白質時，牛乳的量就應相對的減少。另外需要謹記：如果每餐只吃一種蛋白質食物，肝臟所受的壓力便會大大減輕。例如在有肉類、魚或家禽肉的一餐內，同時進食牛乳或乳製品是有害的；正如我一再強調的：一餐只吃一種蛋白質是最佳的法則。

如果肝的分泌物和膽汁是有毒而帶酸性時，在胃內形成的凝乳便不再是軟絮狀而變為如橡膠一樣的堅硬，導致消化困難與便祕。鹼性和含鈣豐富的乳漿中和了酸性膽汁，產生泥白色

石灰尿酸鹽，既會淤塞膽管，又很容易於膽囊中沉積而形成膽結石，同時亦能使舌頭被上一層白膜並有口臭。

　　舌頭是肝的測候器，它的被覆物的種類，水腫、味蕾的各種炎症和後來的萎縮，都顯示肝臟承受著各種程度的損壞。因此，我們對如何使用牛乳做為肝病患者的膳食以提供蛋白質一事，必須十分小心，尤其是對老年人。當倫敦的李歐納得·威廉斯（Leonard Williams）醫師作了一個詳細的觀察後，便做出「很多老人是浮沉在他們的牛乳棺材中」的評論。

利用生乳須適量

　　使用生乳（或它的組成部份）得宜，是最佳的蛋白質養份，可以做為人體組織的再造者。希波克拉底以它治療腳病患者：密契爾醫師行醫時曾創造了一些奇蹟，他大部份的治療都包括牛乳膳食和其他東西。

　　稱為低腎上腺素功能症（hypoadrenia，腎上腺衰竭）的臨床狀況（現時很多），對牛乳膳食的反應極佳。大部份的牛乳膳食療養院強調半小時吃一次牛乳，但每次的間隔中要有充份的休息，每天吃5-7夸脫；牛乳是新鮮的生乳且要除去大部份的奶油。

　　查爾斯·波特（Charles S. Porter）醫師曾以牛乳膳食治療了數千名病患，他形容用這種膳食的病患的主觀反應如下：

　　　膳食開始兩小時後，心臟的反應便會加速，在12-24

小時內，心跳每分鐘增加6次；2-3天內心跳還會增加至每分鐘多跳12次；脈搏有力，清楚地跳動；皮膚紅而濕潤；毛細管的循環快而活躍……體溫上升……牛乳膳食的刺激性很像酒精對循環系統所產生的刺激效果，後果卻完全不同……身體的隨意肌變得堅實，有點像運動員的四肢……腸肌的能力增強，致使每天有數次大量的糞便排泄。

這是所謂「腎上腺反應」的最佳寫照，但須謹記牛乳膳食並不是每個人的萬靈藥。它的反應依肝臟的情況而定，而肝臟的情況，基本上可從舌及尿液的檢查中得知。

以下是我自己的一個臨床病例。這病患是一名64歲的農夫，患有嚴重的低腎上腺素功能症，他衰弱到不能坐起來，並常感覺很冷，就是用六個熱水袋，他的肛溫也只有34℃。他的皮膚灰白，指甲青紫，有中度呼吸困難，嚴重的心房纖維性顫動（atrial fibrillation），脈搏為72，血壓是100/90，同時有大量的腸氣，以致時常打嗝而干擾他的休息，腿與腳就是在休息時也都有中度的水腫。

我以甜生乳的凝塊與切碎的青綠萵苣混合而成的膳食做為治療的藥。最初的兩日，日夜不停地每隔15分鐘便吃一茶匙的藥；然後慢慢增加份量，但只在白天的14小時裡每隔30分鐘進食一次。他原先的體重是122磅。兩天後他開始可以入睡，心臟的跳動也較規則，但體溫仍然很低。五天後他的體溫稍有升高，指甲的青紫也不見了。十一天後水腫消失而體重是114磅，對一個185公分高的人而言，這是太輕了。十八天後他感

覺比較強壯，也暖和些，站立時也不會頭暈了。他的指甲呈淡色，心臟的不規則跳動也幾乎都消失了。醫治後第三十二天，他感覺健康強壯，便回密蘇里州家中，他的體重回升至121磅。以同樣的膳食進食一個月後又增加了27磅，再過一個月體重增至153磅；兩年後他可以回到農場工作。然後漸漸增加凝乳的量，直至每天吃7夸脫牛乳的凝乳為止。除了萵苣外不吃任何其他的食物。

初見這名病患時，他有非常嚴重的腎上腺衰竭症。如果以鹽溶液、刺激劑或毛地黃（digitalis）來鞭策他可憐的腎上腺剩餘之物時，會導致心肌衰竭。生乳中酪蛋白的蛋白膠體既可以做為心臟的刺激物，又同時提供可資利用的元素給肝臟做身體的一般性修復；而腎上腺則漸漸再被磷所充填，遂得到完全的康復。

生乳：好食物也是好藥物

生乳是一種好的食物，如果能聰明地利用，它有時也是一種好的藥。瑞士人的主要蛋白質來源是牛乳及其製品，馬賽人（Masai，非洲遊牧民族）的膳食只包括牛乳與生血（他們擠牛的乳和血），而這兩種人都是世界上最健康、最強壯的民族。

大自然費了很大的勁，創造以乳頭至嘴的傳遞系統，來保障乳的新鮮性。乳在化學上的不穩定使它容易消化。當《舊約》的作者說「如此強烈需要的是乳而不是大塊的肉」（〈希

伯來書〉第五章第十二節）時，他們已知道乳易消化並有異常
的營養特質。

　　不幸地，人爲了保存牛乳而做各種嘗試，造成複雜分子的
轉變或分解，減低它做爲食物的價值。遠離原來分子式的變質
物有奶油、奶粉、乳酪、煉乳、消毒乳（巴斯德消毒法）和均
一乳等。如果膳食的主要蛋白質是變質的牛乳或乳製品組成，
其結果是造成發育不良的哺乳動物。

　　我常常以生乳做藥，行醫半世紀以來，我從未見過稱爲
「波狀熱」（undulant fever，布氏桿菌感染引起的病症）的病
例。消毒乳在腸內腐化，而生乳只是發酵。其實，在溫暖的房
間內，消毒乳也會在瓶中腐敗，四至五日後就會發臭。生乳只
會發酵，且可變成凝乳而食用。

　　任何人都知道生乳愈新鮮愈有食用價值，加州的一位牧場
主人多森先生發表他的試驗，顯示了這事實。當他的乳棚中的
母牛生下一對孿生小牛時，他准許其中一隻小牛自母牛吮乳，
而用水桶盛母乳餵養另一隻。水桶的乳是生乳，但是經過冷凍
且存放了12-24小時。牠們的生長速度有明顯的分別，高度相
差約4吋，以水桶餵乳的小牛比較不活潑並缺乏光澤。布登傑
醫師的貓實驗中顯示，消毒的牛乳可能變質而危害動物；愛丁
堡的約翰·湯姆生（John Thomson）的孿生小牛試驗，報導了
其中一隻吃母乳，另一隻餵以消毒牛乳，吃母乳的生長健康而
吃消毒乳的在六十天內死亡。這實驗重複了很多次。

　　數世紀前希波克拉底曾明言「你的食物就是你的醫藥」，
一樣適用於今日。眼見加工者及改革者將牛乳製成粉末或濃縮

的新形態來保存它時，我便想起希波克拉底的另一格言很合時宜：「在他們還未知道好與壞時，他們就寧可盛讚外來品，而不願讚揚他們已知是好的慣用品；同樣的，他們寧願讚美令人迷惑的事而不欲頌揚明顯的事實。」

酵母：毒膽汁的剋星

　　酵母是我們這顆行星上最早的植物生命形態之一。它可能是在一個很偶然的情況下被人類所利用。在一個熱天裡，酵母細胞偶然接觸到原始人主婦所製的野穀類麵團。當麵團在熱烤時，它膨脹了，結果得到一個輕而發酵了的麵包。很快又發生另一件令人高興的事；這個生麵團的一小部份就可以使另一團新麵團發酵。當時，酵母罐便成為家庭之寶，新娘也將自己的酵母罐帶進新房。

　　不過，酵母僅是做為食物時我們才關心它，因為它的弱鹼性可以安撫發炎的表面，吸收並中和酸。對酸性或有毒的膽汁而言，酵母是最有價值的解毒劑。做為維生素B的來源，它更是最好不過了。倫敦的布魯默（R. H. A. Plummer）指出它有增加正常碳水化合物消化的能力，和阻止未完全氧化的脂肪酸如有害的丙酮酸、乳酸和醋酸等的積聚。**酸性或有毒的膽汁常會刺激小腸，引致痙攣中斷正常的蠕動，這是引起便祕的最普通原因之一。**鹼性的酵母中和腸內的刺激物，同時可以恢復腸的正常運動，但是它不能視同通便劑。

　　酵母對皮膚也有很好的效用，很久以前便已用它做為面皰

和粉刺的治療劑了。酵母中的維生素幫助錯亂的肝臟正確地氧化膳食中的脂肪，食物中的脂肪未完全氧化而阻塞了油脂與皮脂腺，所以造成粉刺。雖然吃酵母可以醫治面皰和粉刺，但也要除去飲食中的脂肪和奶油、酥油、鮮奶油及油質乳酪等。我知道酵母混合少許玫瑰水便是婦女既有效又便宜的面膜。

除了皮膚病，酵母對潰瘍患者也有用處。在腸內它是柔軟、弱鹼、無腐蝕性和無刺激性的。對出血性胃潰瘍的病患來說，當南瓜或豆莢的菜汁對潰瘍還是太富腐蝕性時，以少許牛乳或水稀釋酵母服用是有幫助的。這樣的病患，我曾經要他們每天吃22片酵母餅，數天後，潰瘍治癒了。通常我建議我的病患每天吃兩三片酵母餅：大清早吃一片，因為它可以大大地緩衝膽汁的酸性。當人醒來，還有膽汁殘渣時，以一片酵母餅放在少許溫水中可以清潔消化系統並提供三倍於早餐的利益。它的味道可口，有些像乳酪，餘味更是清香無比。

偶爾有些人會抱怨吃了酵母後會有腸氣，主要原因是腸道運動受阻，繼續使用酵母會使氣體終於完全消失。但服用酵母會作嘔或覺得味道不佳的人，不要嘗試吃它，他們應該從植物界的其他成員中找尋另外的鹼性解毒劑。

在市場上有兩大類酵母。新鮮、壓縮、柔軟的**製餅用酵母**，在雜貨店中可以買到，可存放在冰箱中。也有製成乾燥的粒狀物，包裝在小膠紙袋中。像酵母或酵母餅一樣，它是活的，這是說它能使生麵團發酵。對直接消費者而言，它尚有很多好處：在溫室中它可以保持良好，旅行時也可以帶至買不到它的鄉村地方。

　　第二類是**釀造用酵母**，這種製品後來由一本關於延年益壽的暢銷書作者普傳於世。我們將這種酵母灑在120°C的乾燥槽中使之變爲粉末，這和將牛乳變成不易消化的奶粉一樣，酵母已被殺滅或消毒。它是可以保存了，不過是「死」酵母，因爲它不能用以發酵生麵團。加熱不但只有減低維生素的含量，還將有機鹽改變爲比較不易被身體利用的無機鹽。加熱又使它變酸，因此有刺激性並帶有「雞湯」的味道。它與新鮮酵母不同，既可以和任何食物共存，又比較少引起腸胃脹氣。雖然它沒有生酵母有效，但總比沒有酵母好，仍有些許價值。

酵母：含鈉豐富的窮人蔬菜

　　酵母是一種植物，由幾個和紅血球大小相仿的小細胞組成，好像一串葡萄般疏鬆地連在一起。它們與其他植物細胞不同，因爲它們沒有被纖維層包圍，如果有的話便要先破壞纖維層才可做爲食物。烹煮可以破壞纖維層；人用鍋子煮蔬菜，草食動物卻在牠那發酵桶的第一個胃烹煮食物，不過兩者的效果都一樣。裸露的酵母細胞比較容易爲消化液所作用，所以容易被吸收。烹煮會破壞酵母細胞的部份維生素，它們在活的狀態時是維生素B最豐富的來源，且富含鹼性元素，尤以鈉和鉀爲多。如前所述，它們對胃、肝和腸的酸，有最具價值的緩衝作用。

　　甚至在發現維生素之前，酵母便已被認爲有醫療價值，特別是對消化不良、胃痛及便祕。但是酵母在禁酒令頒布以前還

不是十分普遍。奇怪得很,使這產品上市及刊登巨頁廣告的公司,其實正在傷害這種珍貴產品的消費者。他們促請用戶將果汁——特別是橙汁與番茄汁——與酵母一起進食,或將它塗在麵包或鹹餅乾上吃,結果使得胃腸內的發酵作用增加。吃酵母的人雖然不喝啤酒,卻在胃腸內製造啤酒。他們將果汁與酵母混合在一起想得到酒精發酵而生的樂趣,但這對肝及腎是有害的。有毒的酒精和酸,正是它們的副產品。

後來發現這些有毒的副產品會傷害酵母的維生素。最近有一所營養學校,就是因為這個原因而反對新鮮的活酵母,提議以釀造酵母做為代替品。這些所謂專家們指出新鮮酵母是有害的,所以應該被排斥,而不說「這是一個壞的食物組合」。很遺憾的是,我們已經很接近一個能邏輯地解釋不適當食物所產生的化學作用的時代,卻被如此無理地歪曲事實。

新鮮酵母雖然比釀造酵母優越很多,但除非胃是空的,我們是不能吃它的。我們應該單獨食用,讓它慢慢溶於口中,或將之與溫水或牛乳混合著吃,除此之外,絕不能與任何其他東西一起進食。吃新鮮酵母的最佳時間是大清早或晚餐前一小時或睡前,夜裡可再次服用。在我行醫的半世紀裡,都是在這種方法下用它,而從沒有任何不良反應。有時在特殊情形下,它也可在沒有含糖或澱粉質的晚餐後進食,用以解除胃痛和心灼。

最後,我們必須謹記肝臟是人體中最大和最重要的器官,它的主要功能之一是過濾血液中的毒素與雜物。只要肝臟正常,血液即可保持純淨,因而不會生病。不適當的膳食,結果

是破壞肝臟，奪去它的有機鈉而減低它的鹼性。肝臟受損的一個症狀就是疲倦，這是現代人普遍投訴的症狀。**為了中和肝臟的毒素，需要含鈉多的蔬菜**，而酵母非常便宜，堪稱是含鈉豐富的窮人蔬菜。讓我再說一遍，它是天然有機維生素的豐富來源之一，且是毒膽汁的強力解毒劑。當壞的飲食習慣戒除後，酵母應在復原性膳食中佔一重要地位；而當作治療用時，它是最有價值的食物之一。

第 18 章
鹽及刺激物之於好食物

現在來了解適當飲食會帶來什麼好處、多大的好處。最重要的是，你將享受到良好的健康。

——羅馬詩人賀拉斯（Horace）

　　如果在疾病未完全破壞生命器官之前醫師就能診斷出來，這才算對病患提供了真正的服務。一定要在官能病徵及症狀出現前，通常都是在它們的機能有明顯障害之前，便要對身體的化學——包括內分泌腺的化學作用及機能——有更深一層的了解。因為是食物造成血液，是血液在供養細胞，因此要維持健康就得了解食物的化學及消化。什麼是營養？營養與刺激的不同又在哪裡？而所謂的健康，又是否只是刺激的偽裝，實際上卻是隱藏著對生命器官的破壞？

鹽：營養，還是刺激？

　　維持生命、健康及促進生長的食物，必須是有機體。而無

機物，縱使僅用少量，也會引起刺激，更會在不知不覺間成為毒害。大量或長期使用這些無機物（就算是用作調味品以提高食物的味道）會引起生命器官退化。最常用的無機物，當然就是氯化鈉——食鹽。

很久以前已觀察到在身體退化的某些狀況下，食鹽似乎使情況更壞。現在我們知道這是因為食鹽干擾了代謝廢物的排泄。在早期，我們已注意到腎病病患發生水腫是血中有過多的鹽的結果。對照實驗顯示食鹽妨害尿酸的排泄，使風濕及濕疹的病狀更為嚴重；後來，在狗及雞的對照實驗中（牠們排泄大量的氮使之成為尿酸），又證實了餵食以鹽，縱使很少量，也可引致死亡。剖屍檢驗這些動物及鳥類時，發現了因鹽沉積而成的尿酸結石，鑲滿牠們的腎臟和肝臟。

那麼，吃鹽的人能提出什麼最普遍的反辯呢？當然，我們早已知道動物在需要時，常走一大段路程至鹽地取鹽。但我們怎麼知道牠們並不是缺乏礦物質而以舐鹽做為嚙樹葉或樹枝的一種可憐的取代方式呢？就算我們給予馬大量鹽份，牠仍會咬樹皮、咬馬槽的木板及摩擦電線桿。是不是動物喜歡鹽即表示牠需要鹽呢？一個肥胖的女人要一客聖代是否因為她喜歡它呢？先給馬以糖，然後讓牠選擇含糖或含鹽的飼料，牠會去吃含糖的飼料而漠視含鹽的那一種。這又是否表示馬需要糖呢？所以上述的論據根本十分乏力，不值得考慮，除了證實鹽是一種刺激物而已。鹽可使血壓稍升，刺激腎上腺，使我們有舒暢感。這種刺激，帶來精神上的快感、溫暖、敏銳及看似良好的健康。我們再三的讀到生命需要鹽的文獻，但這是否屬實？

　　班哲明・拉許（Benjamin Rush）醫師發覺他所研究
的美籍印第安人如史德芬森找到的愛斯基摩人和巴多羅買
（Bartholomew）看到的中國內陸人一樣健康，但他們卻從未
吃過鹽。

　　人類最早的調味品就是鹽，在羅馬時代已視之爲神聖之
物，沒有一個國家會沒有關於鹽的迷信及警句遺留下來。古今
中外，鹽均被認爲是一種有潛力的藥物，可用於治療。少量的
鹽可做爲刺激物；大量的鹽可用爲防腐劑。古埃及人用油、香
料及鹽塗在木乃伊的包裹上；今天我們卻以油、香料和鹽做的
沙拉調味品，把活人變成木仍伊一般。在街上隨時可見這些木
乃伊：皮膚乾燥，身體萎縮，滿頭白髮，這都是肝及腎臟硬化
的外部象徵，你會懷疑他們死後何必還要用鹽來防止腐化！

　　營養學家瑪麗・羅斯（Mary Swartz Rose）博士在《營養
學基本原理》（*Foundations of Nutrition*）一書中強調：「我
們自普通食鹽所取得的氯化鈉遠超過人類對氯化鈉的需要。況
且，這些元素均普遍存在於食物中，故很少有缺乏或不足的可
能，除非是那些長久採用特殊限制的膳食，或長期在酷熱下工
作的人。所以主要的問題就在食鹽是否用得太多。」我個人並
不同意羅斯博士所說的在酷熱氣候下工作的人需要更多的鹽。

鹽積聚的三階段傷害

　　爲什麼鹽那麼有害？量少的時候，鹽可立刻經汗水及尿
液從身體排泄；量較多的時候，它便會滯留於身體組織及血流

中，引起高氯血症（hyperchloremia）的狀態，這表示有超過
正常量的氯化鈉在血液中循環。這種份量的食鹽會明顯地對個
人產生刺激，如果這種刺激狀態發生急促的流汗，血中的鹽便
會驟然下降，而形成高氯血症；這樣的血中鹽份驟降，會壓迫
個體。因此，不但刺激物被除去，身體的細胞及血液中的等張
性（isotonic）平衡也受到干擾，遂造成身體組織的休克；較
為敏感的神經及大腦組織受損尤大。如果在這種高氯血症的情
況下大量攝取食鹽，個人便可回復身體的平衡，而後因受到刺
激，再次感到正常。簡而言之，一種化學不平衡的狀態得到回
復了，或是對虛弱的所謂「治療」收到效果。

　　這解釋了很多醫界人士，特別是鹽片製造商所推薦的，在
炎熱時用鹽片的表面價值。

　　一個人能藉皮膚及腎臟等通道很快排出鹽份，只要身體健
康，抵抗力強，而且內分泌腺能充份發揮功能，就不會有太多
的鹽滯留。但若排泄的通道不能充份發揮作用，便會造成鹽的
積聚和很多隨之而來的傷害。通常這種傷害分為三個階段：第
一階段，**肝、腎、皮膚，個別或全部都可能引起機能的退化**：
隨之是第二階段的器**官機能破壞**；第三階段是**鹽中毒**，此時，
各種蔓延很廣的腎臟破壞症狀均會出現。尿中會有白蛋白、圓
柱狀腎細胞退化物、紅血球和膿等。在第一個階段，尿中即出
現過多的氯化鈉（但無症狀及病徵），雖然在此時一個人仍感
覺正常而自以為健康。在第二階段，包括在適當的運動及吃得
過飽後皆可使尿中暫時出現蛋白質。至第三階段，腎臟已受損
過甚，以致鹽的排泄大受阻礙。到這個時候，再去限制膳食中

的鹽份已沒有多大的效果了。鹽的攝取到了某一地步，便可引起危險。鐵路局發覺解除平交道危險的最佳方法就是拆除平交道；行人橫過鐵路時，都走天橋或地下道，而避免通過鐵軌。

食用無機鹽是個壞習慣，為什麼不讓植物將氯化鈉在它們的根、莖、葉和果實合成為有機形式再來食用呢？這不就是最簡單的辦法嗎？當鹽是在這種形式下消耗時，汗及尿液中絕不會有過多的鹽份出現。

危險的「咖啡休息時間」

其他的刺激物，如咖啡、煙草、酒精與嗎啡，都可以在體組織及血液中增高濃度。如果突然中斷這些刺激物，便會引起神經平衡的嚴重失調。一個健康正常的年輕人雖然經常喝咖啡，在喝過咖啡後，他能立刻把咖啡酸排出體外，這便不會引起任何有害的反應。這種飲料給予他相當的刺激，是一種對一切都覺得很好的感受。不過當腎隨著年長而漸漸退化時，總有一天在喝過咖啡後，不能立刻排泄咖啡酸，而是一滴一滴的積聚在身體各系統中。那時原本健康的人便感到不再是那麼健康，於是他決定不再喝咖啡。但他不但沒有立刻感到好轉，反而發覺自己心力交瘁，並常發生嚴重的頭痛。當他知道自己正忍受著脫癮所帶來的病症，他當然很是吃驚：雖沒有那麼嚴重，但仍然是那些癮君子所有的症狀。

停喝咖啡後，直到咖啡中的毒素完全排出，頭痛才會停止。這些毒素以高濃度離開身體，約需一到十四天。如果這時

把咖啡的飲量減至一個安全的範圍，便可透過小便排除有害的咖啡酸。遲早他會發現這種方法不能排出這些有毒的酸，而使它們滯留身體中。咖啡繼續刺激一段時間後，他便發覺自己每天要多喝幾杯才能得到刺激，因此可見「咖啡休息時間」的習慣是十分有害的，它使不應該喝那麼多咖啡的人，有機會喝過量的咖啡。

高濃度的咖啡毒素在身體長期積聚，會使身體中毒，不管喝多少咖啡，都不再有刺激性，隨而身體便出現一段時期的壓抑。我相信這是一個危險時期，因為身體已被毒素飽和而十分疲倦，很容易發生健康浩劫，譬如關節炎、神經炎、癌症。

早在這種健康崩潰前，便會發現突然停喝咖啡會使大多數人頭痛，但可以再喝更多的咖啡去治療它。同樣，當突然停止嗜酒者的刺激物，他會有震顫性譫妄（delirium tremens, DTs）的症狀，治療的方法是喝更多的酒。菸癮者每每在戲劇表演中段時急急跑至走廊，點起香煙：服麻醉藥的癮君子，當把他賴以維持生命的東西奪去時，便會立刻崩潰，唯一方法是再度給他藥品。這些例子證實了身體化學平衡的突然改變，會引起個人的失常。但這樣並不是證明咖啡可治頭痛、香菸可治好神經過敏、酒精可治癒震顫譫妄或嗎啡可治憂鬱症。

慢性鹽中毒是隱形殺手

現在再回來討論食鹽的刺激。在非常炎熱或氣壓甚低的天氣下，接下了工作的工頭需要保持工人的效率。如果只要給

予工人大量食鹽就可維持工作效率，並可在預定時間內完成工作，工頭便不停地供應他們食鹽。至於對工人的內部器官有沒有造成化學傷害，他全不去理會。布來特氏病（Bright's disease）、動脈硬化、貧血、黏膜發炎等，對他而言似乎都太遙遠了，不足以令他擔心。他不是科學家，因此看不到這些疾病與慢性鹽中毒的關係，雖然醫療工作者最近都已認為無鹽膳食（salt-free diet）可以減輕布來特氏病、動脈硬化、高血壓、氣喘及乾草熱等病。

金魚在魚缸中的活動，可因鹽份的增加而提高。看見牠們激烈的運動，便很容易相信牠們是在最佳健康狀態中；雖然鹽只是刺激牠們而已。其實很容易將一種刺激狀態與健康情況混淆，甚至醫師有時也會不分青紅皂白地開出刺激物的藥方。但最後不可避免的身體崩潰，證明了刺激物治療法的不合理。

已故英國心臟專家麥肯錫爵士曾說：

疾病最初出現在身體時必然是潛伏性的，對整個組識並沒發生多大的干擾，也沒有明顯存在的象徵。漸漸的病患才意識到他並不是都很好，他的身體狀況使他失去對健康的信念。不適的感覺發生了，開始時很是模糊，其後卻愈見確定，嚴重到使他急於得到解決。但最小心的檢查仍無法找出有疾病的明顯象徵。其後存在於某器官或組織的疾病便使那部份有構造上的變化，於是疾病便由身體現象顯示出來，而一般應用的臨床方法均可指出病的性質。

只有以詳細的化學檢驗檢查身體的分泌物，如黏液、淚、

胃液、尿、關節液及血液等，才可得到鹽中毒的早期診斷。我們正常的血氯成份似乎都過高，因為大部份所謂正常的病例均是鹽積聚的早期病例。讓我們再引用麥肯錫醫師的話：「當然有證據可顯示疾病早期的性質，只要我們能診查得出來。」

在這裡，我要提供自己的意見，這是多年來研究刺激物與健康的關係所得到的結果：耽溺於各種刺激物，如酒精、煙草、咖啡、茶、興奮藥物、鹽、胡椒、各種香料和合成維生素等刺激的習慣，遲早會減低身體能力而毀滅健康。一個人如果在吃飯時拚命加鹽，甚至並不想試試是否過鹹，或在晚餐前喝下數杯雞尾酒，再吃一大塊牛排，然後喝下一杯又一杯的咖啡，這樣當然使他暫時感到更愉快。但當你把刺激性食物或鹽或藥拿走，他肯定感到虛弱、頭痛、疲乏及憂鬱，工作也大受影響。他懼怕這種情況會經常發生，只得斷定這些改革膳食的方法都是愚昧無用的。

他不明白這種服食刺激物的習慣，無論是食物或藥物，之所以使他感覺更佳，只是因為他在勞役自己的內分泌腺，尤其是腎上腺，以產生一種興奮現象而隱蔽了潛伏性的疲勞。但他又能苛待自己的身體多久呢？

當然，大眾對嗜好刺激物這件事應該得到教育。很不幸地，這個國家有很多人，縱使我們能接觸到，也沒法幫助他們。例如成千上萬的人工作過勞，生活被局限，生來在生理及內分泌方面都很虛弱；所以不能不用嚴重缺乏維生素的豬肉、鹽、油脂、白糖、熱麵包和玉米酒、咖啡等來刺激身體，使能進行足夠的工作以維持貧乏的生活水準。不單只是咖啡、鹽、

糖及玉米，威士忌對身體產生刺激和溫暖，其他的食物如豬肉、培根、熱麵包與餡餅，都可以有效地暫時隱蔽身體的慢性疲勞。所以他們繼續保持進食這種刺激物的習慣，直到還很年輕身體卻已退化至不能工作的地步為止。幸運地，今日兒童已接受較好的食物：全麥麵包、牛乳、適當煮過的蔬菜和新鮮水果的廣泛使用，取代了天天把蕪菁、芥末和鹹豬肉一起烹煮的膳食。因此，在公立學校的營養膳食指導，雖然緩慢，必能開出改良健康的道路。

什麼是正確的食物？

在我們研究早期人類頭骨時便發現他們的牙齒都有極佳的狀況，有時甚至頭骨本身已退化，而牙齒還能保存。在他們那個時代，食物中有80%是蔬菜，這是造成他們美觀而生長完整的牙齒的原因。今天如果食物中有5%是蔬菜，已算十分幸運了。當然，我們身體的健康程度也有同樣的比率。

睿智的雷特那醫師是否太誇大了呢？因為他曾說：

現代人最後都會變成像這樣的一種動物：攝取維生素，消耗制酸劑，靠巴比妥酸鹽（barbiturate）來鎮靜，阿斯匹靈減輕痛苦，以苯甲胺（Benzedrine）刺激興奮；身心俱有疾病，而需外科切除。人從自然的最高產物，變成疲勞、胃潰瘍、緊張、頭痛、過度刺激、神經質、沒有扁桃腺的動物。

雷特那醫師的坦率評論同樣令人深省:「我拿一份已準備好的演講稿給一位前任醫學院院長看。當他看到以上的論題時說:『我希望你不要談論這題目,這會引起藥廠的反對,而我們正在募集研究基金。』」

當我一次又一次的指出疾病與不良的飲食習慣之間的關係時,都會被問及:「什麼是正確的食物?」雖然大部份醫療專業者都反對食物能引起疾病的說法,但大部份以前我接觸過的醫師,都要求我列出癌症、關節炎與其他慢性疾病的合理膳食,因為他們看見我對處理重病病患的成功。要解釋這些問題而不知道病患的腺功能、化學遺傳、習慣與消化器官的功能障礙等是不可能的。我雖然希望自己能對他們有些貢獻,但事實上,基於良知,我絕不能順應這些醫療工作者。

例如,我們已經知道,人類需要蛋白質、脂肪、澱粉質、糖、纖維素食物、維生素、有機鹽和水。其中某些食物比較容易消化。那麼讓我簡化這份名單,以求得到最好、最易消化和最少傷害的食物。但我要提出警告,這張名單範圍狹窄,難容多種變化,或每天在時髦的法國餐館裡吃飯。但食用這些食物所帶來的健康情況,卻不只是彌補了食物的單調而已。

最容易消化的蛋白質是稍煮的牛肉及羊肉,生或稍熟的蛋黃以及未經加熱殺菌處理的生乳。肉類必須稍煮或近於生的原因在本書已論及,蛋黃和牛乳的用法也是一樣。植物性蛋白質例如胡桃、鱷梨和豆莢均很有價值,但被分類為次等蛋白質。至於脂肪,以奶油為最佳,肉類和植物的脂肪則次之。煮熟的(最好的蒸熟的)馬鈴薯是有用的澱粉中之最佳者,穀類澱粉

次之，再其次是蔗糖和水果的天然糖份。纖維素食物十分重要，因其為人的腸胃組織構造所需——最少刺激的是葉、枝、莖以及水果和蔬菜的硬部。

要記得如果以上所述的食物成份已包括在膳食中，就無須再添加額外的維生素和有機鹽了。例如史德芬森清楚的證實了新鮮的、生的或稍煮的肉類，含有確保身體健康的維生素和有機鹽。

良藥並不屬於每個人

現在，讓我們來看看想要吃這些食物的人。即使他吃了最好的糖和澱粉，這些食物的消化卻因唾液、胰腺和小腸的不完整的化學作用而不完全。這時蛋白質可誘導腫瘤或癌，脂肪可引起癤和疔，糖可造成酸性和氣脹，纖維素食物則可帶來腹瀉和出血，維生素及有機鹽可產生有害的刺激。任何其中一種痛苦均可在毒血症者身上發生，而引起一種替代作用，使消化液的正常化學功能大受障礙。這又證明了一句老生常談：「這個人的良藥，可能是那個人的毒藥。」因此我們可以看出，要寫一本每日的食譜實在是不可能的。

有時必須停止飲食，讓過勞的消化系統得到短暫的休息，就如我的檔案中一些病患所做的。消化受到損害，受到限制，就只能忍受一兩種食物了。在這裡，我可以舉出一例：一名喘著氣而腿腫的病患來找我，他是一位政治領袖，堅強而受人擁戴。診視的結果顯示他有嚴重的心臟衰弱，同時也不能消化

糖、澱粉和脂肪。在一天24小時中，他只在早上十一時至下午二時這段時間內有機會消化食物。

治療他的方法本質上很簡單。所有的藥物均不再使用，每天只吃一頓飯，混合萵苣、芹菜及稍煮的牛肉。他要吃半磅到一磅的肉類，依饑餓的程度而定。經過三星期，他的浮腫、衰弱及氣喘都消失了，又可以開始他的政治生涯。我多次告訴他，因為他對糖及澱粉質過敏，所以不可吃任何此種食物，稍吃一點即可能致命。他良好的健康維持了兩年。後來，他的部屬為他慶生，帶來一個巨大的生日蛋糕。他堅持不吃，但朋友卻一定要他共享。他吃了一大塊，24小時後，他過世了。我不必特別指出，這當然是食物過敏的一個極端例子。

當消化液有毒或功能不良時，消化的化學作用必受到妨礙。這就是希波克拉底所謂的「邪惡的體液」。膽汁及胰液流進胃底下數吋間的小腸裡，而與食物混合；兩者均可成為「邪惡的體液」，並且對某些最佳的食物組合產生干擾。

營養的膳食來自大自然

有關食物的書籍汗牛充棟，《美國飲食協會雜誌》（*Journal of the American Dietetic Assocation*）評論：「從遠古的亞當與蘋果的故事開始，人已相信每種食物的特異性。總有一些人抱著似乎真確的理由，堅持在某種食物中找到保持青春的萬靈藥。這些人在營養及飲食的領域中，都可以科學上的發現迎合他們的利益。」某些個人的發現，令很多食物時尚者認

為特定食物的混合是十分危險的；例如：澱粉與蛋白質是一種很壞的混合物。他們所忽略的是，澱粉和蛋白質加上有毒的膽汁才是最壞的混合。因為大部份的飲食書籍均基於個人的癖好及偏見，而結果是收集了一大堆令人吃驚的好與壞的混合物。大自然充滿智慧，從未創造一種完全是澱粉或糖的食物，甚至肉類也含有大量的澱粉──以肝醣和肌醣的方式存在。

因此，我所能做到的就是給病患大量可消化的食物，再以蔬菜及水果解毒劑中和血中的毒素。很多偉大領袖或當權者有偏愛及限制的膳食，他們對大眾影響甚鉅。例如，有一位法國皇帝晚上會有氣喘發作，他的御醫就結論說「晚上的空氣」對他不良；整國的臣民也立刻就認為「晚上的空氣」是有害的。

奧斯勒爵士曾思及食物的流行性，他說：「我們都是膳食的罪人，我們所吃的，只有一小部份能供給我們營養，而大部份都變成廢物，以至消耗能量。」另一個評論家也有同感，他帶著含蓄的幽默說：「大部份我們所吃的食物都是不必要的；所以我們嚥下一大堆食物時，只取用其25%，另外的75%後來成為醫師的利益。」這難道不是很新鮮的說法？其實這點曾記載在古埃及的紙草上。從古至今，人類即已渴於尋求所謂「良好的膳食」。

讓我重複一遍，身體中的蛋白質是由氨基酸所組成，其數量等於英文的字母。最大的英文字典包含千千萬萬的字也不過是由26個字母所組成；同樣，身體細胞的不同蛋白質也是由數目不多的氨基酸所組成。這就是為何每個人的氣味依狗的嗅覺而言都不一樣，也因此海豹能在數百隻小海豹中找出自己的寶

貝。消化的能力因此往往受身體蛋白質化學變化所影響。

　　雖然我曾在本書中強調什麼是可吃的與什麼是不可吃的重要性，但讀者必須記住什麼時候不吃東西有時才是更重要的。一次簡單的斷食，只喝稀釋果汁或菜汁，就可讓病患能有一次最好的機會把身體毒素及廢物排除。如果在這時候，血中化學成份能因食物的適當選擇而重新獲得調和，身體就可恢復健康。

　　總括來說，在膳食及發生疾病的廣泛關係間，仍待更多的研究以了解人類對營養的需要，目前我們仍不能全盤了解那些需要。但我確實知道，**營養的最佳來源即是食物，愈新鮮、愈是天然的愈好──而不是藥店架子上那些沒有生命的產品！**

國家圖書館出版品預行編目 (CIP) 資料

食物是最好的醫藥 / Henry G. Bieler 著；梁惠
明譯 . -- 三版 . -- 臺北市：遠流，2019.05
　　面；　公分 . --（健康生活館；79）
　　譯自：Food is your best medicine
　　ISBN 978-957-32-8554-0（平裝）

　1. 食物 2. 營養

411.3　　　　　　　　　　108005721

健康生活館　79
食物是最好的醫藥

作　　　者──Henry G. Bieler, M.D.
譯　　　者──梁惠明
主　　　編──曾慧雪
行銷企劃──葉玫玉

發行人──王榮文
出版發行──遠流出版事業股份有限公司
100 臺北市南昌路二段 81 號 6 樓
郵撥／0189456-1
電話／(02)2392-6899　傳眞／(02)2392-6658
著作權顧問──蕭雄淋律師
2019 年 5 月 1 日　三版一刷
售價新臺幣 280 元（缺頁或破損的書，請寄回更換）
有著作權·侵害必究　Printed in Taiwan
ISBN 978-957-32-8554-0
ylib 遠流博識網 http://www.ylib.com　E-mail: ylib@ylib.com